天然药物化学实验教程

主 编 李丽华 冯 薇
副主编 王 靓
编 委 （以姓氏笔画为序）
马东来 刘真一 李 菁 崔力剑

中国医药科技出版社

内容提要

本书是天然药物化学的实践课教材,分为上、下篇两部分。上篇主要介绍天然药物化学实验中常用的提取分离方法,并对现代提取分离方法做了简单介绍。下篇为实验实例,经典实验部分共选编20个实验,每个实验包括药材简介、实验目的、实验原理、实验用品、实验内容、注意事项、实验报告要求及思考题等内容,对活性成分提取、分离、鉴定做了系统和详尽的介绍;创新与设计性实验部分,精选两个天然药物化学实验,引导学生自行设计、创新,培养学生发现和解决问题的能力。附录摘编了一些实验中的相关内容,如常用仪器使用方法、常用显色剂等,以便于读者查阅。本实验教程适合本(专)科药学、药物制剂、制药工程、生物工程等专业使用,对技术人员也有较大的参考价值。

图书在版编目(CIP)数据

天然药物化学实验教程/李丽华,冯薇主编. —北京:中国医药科技出版社,2017.6
ISBN 978 – 7 – 5067 – 9327 – 8

Ⅰ. ①天… Ⅱ. ①李… Ⅲ. ①生物药 – 药物化学 – 化学实验 – 教材 Ⅳ. ①R284 – 33

中国版本图书馆 CIP 数据核字(2017)第 111970 号

美术编辑　陈君杞
版式设计　张　璐

出版	中国医药科技出版社
地址	北京市海淀区文慧园北路甲 22 号
邮编	100082
电话	发行:010 – 62227427　邮购:010 – 62236938
网址	www.cmstp.com
规格	787×1092mm $\frac{1}{16}$
印张	$8\frac{1}{2}$
字数	166 千字
版次	2017 年 6 月第 1 版
印次	2017 年 6 月第 1 次印刷
印刷	三河市航远印刷有限公司
经销	全国各地新华书店
书号	ISBN 978 – 7 – 5067 – 9327 – 8
定价	29.00 元

版权所有　盗版必究
举报电话:010 – 62228771
本社图书如存在印装质量问题请与本社联系调换

前 言

本实验教材是顺应药学学科发展，依据教育部"十三五"期间教材建设与改革的意见精神编写的。本书是在有机化学、无机化学、分析化学和物理化学四大基础化学实验的基础之上，结合课程实践性强的特点，精选出现代天然药物化学学科的新理论、新方法、新技术，以实际操作技术为主要内容，将天然药物化学实验设计的一般流程及原理、天然药物化学基础实验等汇编成册，通过理论与实践的有机结合使学生全面、系统地掌握并运用天然药物化学学科知识，增强实践能力。

本书分为上、下篇两部分。上篇主要介绍天然药物化学实验中常用的提取分离方法，并对现代提取分离方法做了简单介绍。下篇为实验实例，经典实验部分筛选了二十味常用药材，内容涵盖了生物碱、黄酮、蒽醌、萜类等各类天然药物化学成分，每个实验包括药材简介、实验目的、实验原理、实验用品、实验内容、注意事项、实验报告要求及思考题几项内容，对活性成分提取、分离、鉴定做了系统和详尽的介绍；创新与设计性实验部分，精选两个天然药物化学实验，引导学生自行设计、创新，培养学生发现问题、解决问题的能力。为增加教材的知识性和趣味性，教材中附有大量仪器图和化学结构图，并设有思考题。

现代天然药物化学发展日新月异，各种新方法和新技术层出不穷，因编者水平有限，书中难免存在不足之处，敬请广大师生和读者予以批评指正。

编 者

2017 年 3 月

目 录

实验规则 ………………………………………………………………………………（1）

上篇　天然药物化学实验基础

第一章　经典提取方法 ……………………………………………………………（4）
　　第一节　溶剂提取法 ……………………………………………………………（4）
　　第二节　水蒸气蒸馏法 …………………………………………………………（9）
　　第三节　升华法 …………………………………………………………………（10）

第二章　现代提取方法 ……………………………………………………………（11）
　　第一节　超临界流体萃取法 ……………………………………………………（11）
　　第二节　超声波提取技术 ………………………………………………………（12）
　　第三节　微波提取技术 …………………………………………………………（13）
　　第四节　酶提取法和仿生提取技术 ……………………………………………（14）

第三章　分离方法 …………………………………………………………………（15）
　　第一节　系统溶剂分离法 ………………………………………………………（15）
　　第二节　两相溶剂萃取法 ………………………………………………………（15）
　　第三节　结晶法 …………………………………………………………………（17）
　　第四节　分馏法 …………………………………………………………………（18）
　　第五节　沉淀法 …………………………………………………………………（19）
　　第六节　盐析法 …………………………………………………………………（19）
　　第七节　透析法 …………………………………………………………………（20）
　　第八节　色谱法 …………………………………………………………………（20）
　　第九节　天然药物化学成分分离新技术简介 …………………………………（30）

下篇　天然药物化学实验实例

第一章　经典实验 …………………………………………………………………（34）
　　第一节　秦皮中七叶苷和七叶内酯的提取、分离和鉴定 ……………………（34）
　　第二节　补骨脂中补骨脂素和异补骨脂素的提取、分离和鉴定 ……………（37）
　　第三节　厚朴中木脂素成分的提取、分离和鉴定 ……………………………（40）
　　第四节　牡丹皮中丹皮酚的提取、分离和鉴定 ………………………………（42）
　　第五节　虎杖中蒽醌苷元的提取、分离和鉴定 ………………………………（44）

第六节　槐米中芦丁和槲皮素的提取、分离和鉴定……………………………（48）
第七节　葛根中黄酮类化合物的提取、分离和鉴定……………………………（52）
第八节　薄荷中薄荷醇的提取、分离和鉴定……………………………………（54）
第九节　莪术中莪术醇的提取、分离和鉴定……………………………………（57）
第十节　黄花蒿中青蒿素的提取、分离和鉴定…………………………………（59）
第十一节　穿心莲中穿心莲内酯的提取、分离、鉴定及衍生物的制备………（61）
第十二节　栀子中京尼平苷的提取、分离和鉴定………………………………（65）
第十三节　柴胡中柴胡皂苷的提取、分离和鉴定………………………………（67）
第十四节　女贞子中齐墩果酸的提取、分离和鉴定……………………………（69）
第十五节　甘草中甘草酸的提取、分离和鉴定…………………………………（72）
第十六节　黄花夹竹桃中黄夹苷的提取、分离和鉴定…………………………（74）
第十七节　穿山龙中薯蓣皂苷元的提取、分离和鉴定…………………………（78）
第十八节　粉防己中防己生物碱的提取、分离和鉴定…………………………（81）
第十九节　苦参中苦参碱和氧化苦参碱的提取、分离和鉴定…………………（85）
第二十节　三颗针中小檗碱的提取和鉴定………………………………………（88）
第二章　创新与设计性实验…………………………………………………………（92）
　第一节　黄芩中黄芩苷、黄芩素等化合物的提取分离…………………………（92）
　第二节　八角挥发油的提取与鉴定………………………………………………（93）

附录一　实验常用玻璃仪器的用途及使用注意事项……………………………（94）
附录二　天然药物化学实验常用仪器设备的操作………………………………（96）
附录三　常用有机溶剂的物理常数及精制方法…………………………………（98）
附录四　常用显色剂的配制及显色方法…………………………………………（102）
附录五　天然药物中各类化学成分的检识方法…………………………………（125）

实验规则

一、天然药物化学实验规则

1. 进入实验室前应做好预习工作,弄清每步具体操作的目的,否则很可能将该留的扔了,该扔的留下了,只能羡慕地看着他人的产品了。

2. 预习时弄清本次实验中的安全注意事项,无论你学的是中药还是西药,都必须记住,实验中会经常接触化学品,其中有些是有毒或易燃的。

3. 进入实验室后应熟悉周围的环境,尤其是电闸及灭火器的位置。

4. 实验开始后随时注意实验现象并养成及时记录的习惯。天然药物化学实验需要一系列的操作,应随时做好下一步的准备工作,合理安排时间,这样在整个实验中才能有条不紊,忙而不乱。

5. 大家共同维持实验室内的安静、整洁。废弃的固体和滤纸等丢入废物缸内,绝不能丢入水槽或窗外。保持桌面、仪器、水槽、地面清洁。公用仪器和药品,用完后立即归还原处,注意瓶盖不可张冠李戴。

6. 实验完毕后,应整理好自己的桌面并检查自己使用的水、电源、煤气是否关严。值日生打扫卫生后请实验室老师检查后方可离开。

二、关于安全

1. 我们使用的有机溶剂多数是易燃的,比如乙醚,沸点只有 34.6℃,因此在使用这类溶剂时,必须远离火源并选择通风的地方;开启这类溶剂时,脸要避开瓶口,别让气体冲到脸上;用后要盖紧瓶塞,放在阴凉的地方。

加热、回流或蒸馏低沸点易燃溶剂时,切忌使用明火,要根据溶剂的沸点选用水浴、油浴或电热套。液内放几颗沸石,可防止过热暴沸。若在加热时发现忘了放沸石,则必须待液体冷却后再放入,切记!加热过程中既不能加入沸石也不得加入活性炭脱色,否则会发生暴沸。

用过的有机溶剂放入回收瓶,不得倒入下水道,那样做不但造成污染,还可能有燃烧爆炸的危险!

2. 强酸、强碱(如硫酸、盐酸、氢氧化钠等)具有强腐蚀性,千万不要洒在皮肤或衣物上,以免造成化学灼伤。

3. 消防器材、砂箱、石棉布、灭火器等应处于备用状态,并放在方便且固定的地方,不得随意移动。

4. 一旦发生火灾,首先要立即断绝火源(电源、煤气等),迅速将附近的可燃物移开,防止火势扩展，并立即采取各种相应措施：①如果是锥形瓶内溶剂着火，用石棉网或湿布盖熄；②如果是溶剂泼倒后着火，可用石棉布、沙土、麻袋或灭火器扑灭，不可用水冲，因为水流会扩大燃烧面积；③如果衣服着火，千万别跑，赶快脱下衣服或用厚的湿衣、麻袋裹灭，也可以赶快就地打滚，或打开附近的自来水开关用水冲淋熄灭。

上篇
天然药物化学实验基础

>>>

第一章　经典提取方法

中药中的化学成分很多，一味中药常常就含有几十甚至上百种成分，当然有效成分和无效成分是混杂在一起的，而且无效成分往往更多。要获得单一的有效成分，传统的做法是先将各种成分提取出来，然后再进一步分离精制，因此，提取分离是天然药物化学实验的核心内容。

提取就是使用各种方法将成分从中药中抽提出来，当然，我们希望提取的有效成分尽可能的多，而无效成分尽可能的少，这就需要我们选择适当的方法了。针对有效成分的不同性质，可以选择溶剂提取法、水蒸气蒸馏法、升华法等；近些年还发展出了一些新的提取分离技术，如超临界流体萃取、超声波提取、微波提取、酶提取、仿生提取等方法。

第一节　溶剂提取法

到目前为止，实验室使用最多的还是溶剂提取法，即将溶剂加到适当粉碎的中药材中，由于溶剂自身的扩散、渗透作用，逐渐透过植物细胞壁进入细胞内，细胞中一些与该溶剂极性相近的物质就会溶于其中，细胞内外因此产生浓度差。于是，细胞内的浓溶液不断向外扩散，而新溶剂不断进入药材组织细胞中，如此多次往返，直至细胞内外溶液浓度达到动态平衡，就完成了一次提取。将此提取液滤出，在药材中加入新溶剂，进行第二次提取，如此进行多次重复操作，就可以把所需要的成分大部分提出。

提取终点的判断：用溶剂提取时，我们希望尽可能地将有效成分完全提取出来，这就需要判断提取终点。常用方法是：对有效成分不明确的中药，取最后一次的提取液数毫升，置蒸发皿中挥干溶剂，基本无残渣即视为提取终点；若已知有效成分，可选用该有效成分的定性反应，至提取液反应呈阴性时即为提取终点。

一、影响提取效率的因素

对提取效果影响最大的是溶剂，此外还与药材的粉碎度及提取的温度、时间等因素有关。

（一）溶剂

选择溶剂依据的最基本原则是极性相近相溶，也就是要选择与有效成分极性相近的溶剂。一般天然药物化学实验常用的溶剂极性由小到大排列如下：石油醚、苯、三氯甲烷、乙醚、乙酸乙酯、正丁醇、丙酮、乙醇、甲醇、水。通常我们将溶剂粗分为强极性的水、亲水性有机溶剂及亲脂性有机溶剂。常用溶剂的物理性质见表1-1。

表1-1 常用有机溶剂主要物理性质

溶剂名称	溶解性		比重	沸点
甲醇	与水混溶	溶于醇类、乙醚等	0.792	64.6℃
乙醇	与水混溶	溶于醇类、乙醚、苯、三氯甲烷、石油醚等	0.789	78.4℃
丙酮	与水混溶	溶于醇类、乙醚、三氯甲烷等	0.792	56.3℃
正丁醇	100g水可溶9g	溶于乙醇、乙醚等	0.810	117.7℃
乙酸乙酯	100g水可溶8.6g	溶于乙醇、乙醚、三氯甲烷等	0.902	77.1℃
乙醚	100g水可溶7.5g	溶于乙醇、三氯甲烷、苯、石油醚、油类等	0.713	34.6℃
三氯甲烷	100g水可溶1g	溶于醇类、乙醚、苯、石油醚等	1.484	61.9℃
苯	100g水可溶0.08g	溶于乙醇、丙酮、乙醚、四氯化碳等	0.879	80.1℃
石油醚	不溶于水	溶于无水乙醇、乙醚、三氯甲烷、苯、油类等		30~60℃ 60~90℃ 90~120℃

1. 水 水是强极性溶剂。提取中草药中亲水性的成分，如无机盐、糖类、鞣质、氨基酸、蛋白质、有机酸盐、生物碱盐及苷类等可选择水。另外，欲提碱性成分，如生物碱，还可用酸水溶液；欲提含羧基或羟基的成分，如有机酸、黄酮、蒽醌、内酯、香豆素以及酚类等，则可选用碱性水溶液。所用原理都是酸碱成盐，使欲提成分以离子形式存在，增加其在水中的溶解度。

用水提取有几个问题需要注意。首先，如果想要的是苷类等易酶解成分，就要破坏酶的活性，即所谓的破酶保苷，可以直接用沸水或在原料中加入一些无机盐，如碳酸钙等，能抑制或破坏蛋白的活性即可；当然，还可以选择有机溶剂，就不存在这个问题了。第二，如果选用的中药含多糖，如淀粉、黏液质类较多，煎煮时注意避免发生糊化，煎煮后其水提取液常常很难过滤，对这类药材，不要粉碎的过细，另外，如果可行尽量选择冷水提取。冷提可以选择浸渍法或渗漉法，这时需要注意药材的霉变，尤其是在夏季，使用浸渍法浸泡时间较长时，可在水中加入少量防腐剂。

水作为提取溶剂，优点是廉价、安全、易得；缺点是沸点高，提取液浓缩时间较长，提取的成分复杂，进一步处理较麻烦。

2. 亲水性的有机溶剂 也就是与水能混溶的有机溶剂，如乙醇、甲醇、丙酮等，以乙醇最为常用。乙醇对药材细胞的穿透能力较强，对有效成分的溶解范围较广，所以提取成分较全面。除强亲水性的成分蛋白质、黏液质、果胶、淀粉等多糖外，多数成分在乙醇中有不错的溶解度。还可以根据被提物质的性质，选择不同浓度的乙醇。

作为提取溶剂，乙醇与水相比，提取时间短，提取液杂质少，并且不易发霉变质；缺点是乙醇易燃，成本也较高。

甲醇的性质和乙醇相似，沸点较低（64℃），但有毒性，使用较少。由于这些原因，乙醇历来是最常用的提取溶剂之一。

3. 亲脂性有机溶剂 就是与水不能混溶的有机溶剂，如石油醚、苯、三氯甲烷、乙醚等。这些溶剂的选择性强,很少提出亲水性杂质,因此提取液较纯。但这类溶剂对植物组织的透入能力较弱,往往需要长时间,多次反复,才能取得较好的提取效果,且多易燃,挥发性大,一般有毒,价格较贵,因此,大量提取中药原料时,直接用这类溶剂很受限制。

(二) 粉碎度

药材粉末越细,药粉颗粒表面积越大,溶剂的渗透、溶解、扩散等过程进行得越快,提取效率就越高。但粉碎过细,表面积太大,颗粒间的吸附作用增强,反而会影响溶剂的渗透、扩散作用,因此要掌握合适的粉碎度,这通常与选用的溶剂及植物的药用部位有关。用水提取时可采用粗粉或薄片;用有机溶剂提取时可以略细,一般以能通过20目筛为宜。

(三) 温度

温度增高,分子运动加快,溶剂的渗透、溶解、扩散速度也加快,有利于有效成分的提出,所以热提常比冷提效率高。当然,杂质的溶出也会增多;同时,温度过高,会破坏有些热不稳定性成分。故一般加热不超过60℃,最高不超过100℃。

(四) 时间

开始提取时,有效成分的提出量随时间的延长而增加,直到药材细胞内外有效成分的浓度达到平衡为止。平衡后再继续提取就没有意义了。一般用水加热提取每次0.5~1小时就好,用乙醇加热提取每次以1小时为宜。

二、实验方法

溶剂提取的实验方法分为不加热的冷提和加热的热提两类。冷提主要有浸渍法和渗漉法,热提有煎煮法、回流提取法和连续回流提取法。冷提尤其适用于热不稳定性成分及含淀粉、黏液质等多糖类较多的中药的提取。热提则需注意想要提取的成分是否耐热,尤其是使用连续回流提取法时。

(一) 浸渍法

实验操作:将中药粗粉装入适当的容器内,加入适量的水或稀醇,液面超过药材,时常搅拌,放置一夜以上,过滤,药渣再加入新溶剂,如此重复提取两次,合并提取液,浓缩即得提取物。

注意事项:如果用水做溶剂,浸泡过程中提取液可能发霉变质,必要时加入适当的防腐剂。

(二) 渗漉法

实验操作:先将药材粉末润湿膨胀或提前浸泡后装入渗漉筒,然后不断添加新溶剂,同时打开渗漉筒下面的开关,收集提取液。该法因随时添加新溶剂,故植物细胞内外一直保持较大的浓度差,提取效率较高,但操作较繁琐。实验装置见图1-1。

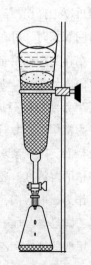

图1-1 渗漉法装置示意图

注意事项：操作时要注意控制流速，不可过快，也不可使表面干燥。

（三）煎煮法

该法是最传统的提取方法。

实验操作：将药材粗粉放入合适的容器中，加水浸没药材，充分浸泡后，直火加热至煮沸，保持微沸 0.5~1 小时，分离煎出液，药渣再加入新水依法煎煮 2~3 次，合并各次煎出液，浓缩至需要的浓度。

注意事项：有效成分是挥发性的或遇热易破坏的不宜用此法。另外若中药含多糖类较多，可以用蒸汽加热，避免糊化。

（四）回流提取法

用有机溶剂提取时要注意溶剂的毒性、挥发性、易燃性等，因此常用回流提取法。

实验操作：先将药粉装入烧瓶中，药粉量不要超过烧瓶容量的 1/2，再加溶剂浸过药材表面，烧瓶上连接冷凝器，用水浴或电热套加热回流，一般回流 1 小时后，滤出提取液，药渣加入新溶剂再回流约 0.5 小时，滤出提取液，如此重复数次，合并各次提取液，蒸馏回收溶剂即得提取物。实验装置见图 1-2。

注意事项：用电热套加热温度不可太高，煮沸后能维持回流即可。首次回流，注意烧瓶内溶剂量，因药材吸收溶剂，溶剂需多些，重复提取时溶剂高于药材表面 1~2cm 即可。

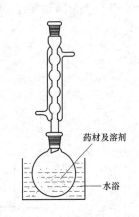

图 1-2 回流装置示意图

（五）连续回流提取法

实验室常用的装置是索氏提取器。该提取器由冷凝管、带有虹吸管的提取器和盛放溶剂的烧瓶三部分组成。装置如图 1-3 所示，溶剂在烧瓶中受热蒸发，从溶剂蒸气上升管进入冷凝管，遇冷后凝为液体滴回提取器中，接触药材开始进行浸提，待液面高于虹吸管上端时，由于虹吸作用，浸出液体流入烧瓶，溶剂在烧瓶内受热继续蒸发，溶质不变。如此不断循环几个乃至十几个小时，有效成分即可充分浸出。

连续回流提取法不用像一般回流提取中那样，需要反复滤出提取液，加入新溶剂，因此操作简单，节约溶剂。

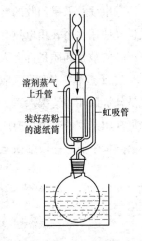

图 1-3 连续回流法装置示意图

实验操作：先目测一下提取器玻璃筒的直径和玻璃筒底部到虹吸管顶端的高度，用滤纸折一纸筒，注意将底部叠紧，以免药粉漏出，然后将药粉装入纸筒内，注意装入药粉的高度应低于虹吸管顶部，将装好药粉的滤纸筒放入提取器中；烧瓶中放入几粒沸石，固定在水浴锅或电热套上，然后加入溶剂（溶剂的量为其容量的 1/2~2/3），按图 1-3 连接提取器和冷凝管，打开冷凝水，开始加热。

注意事项：最大的不足是提出来的溶质一直在烧瓶中，在提取过程中一直处于加热状态，因此对溶质的耐热性要求高。

（六）蒸馏

溶剂提取法往往会得到很多提取液，为了进一步分离，一般需要浓缩回收溶剂。若是水溶液，可以直火挥发；若是有机溶液，因其具有毒性或易燃性，以及回收后可以反复应用等原因，就必须蒸馏。根据欲回收溶剂的沸点及性质不同，可选择常压蒸馏或减压蒸馏。

1. 常压蒸馏　主要用于低沸点有机溶剂（100℃以下）的回收。

实验操作：将提取液放入蒸馏瓶中，液体不可超过瓶容积的2/3，瓶中加几粒沸石，按图1-4安装好蒸馏装置。回收装置不得密闭，严禁直火加热。

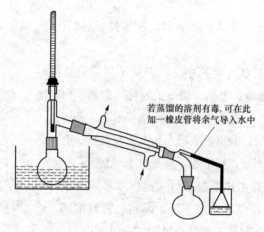

图1-4　常压蒸馏装置示意图

注意事项：如果回收的溶剂有毒，应在接收管上连一段胶管，将余气通到下水道里。加热最好使用水浴，用电热套的话，随着溶剂的减少，贴在蒸馏瓶壁上的产品很容易糊化，最终产品的数量和质量都会大打折扣。

2. 减压蒸馏　一般用于高沸点溶剂（100℃以上）的回收，或有效成分在常压沸点温度时易分解破坏的情况。

将常压蒸馏的蒸馏头换成克氏蒸馏头，并插入一根毛细管，此管的另一端套一段橡皮管，橡皮管中插入一段细铁丝，并用螺旋夹夹住，以便调节内压，装置见图1-5。

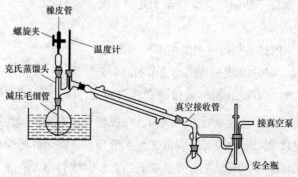

图1-5　减压蒸馏装置示意图

实验操作：①在蒸馏瓶中加入待蒸的液体，量不要超过蒸馏瓶的1/2，如图1-5安装好装置，关好安全瓶上的开关，打开真空泵，调节毛细管导入的空气量，以能冒出一连串小气泡为宜，开始加热蒸馏；②蒸馏完毕后先移走热源，打开毛细管上橡皮管的螺旋夹，再慢慢开启安全瓶上的活塞，平衡内外压力，然后关闭真空泵。

注意事项：①在减压蒸馏系统中切勿使用有裂缝或薄壁的玻璃仪器，也不能使用不耐压的平底瓶（如锥形瓶等）；②在整个蒸馏过程中，毛细管的尖端都应浸在溶液内；③注意各连接处，整个系统不可漏气。

第二节　水蒸气蒸馏法

水蒸气蒸馏法（steam distillation，SD）适用于具有挥发性的，能随水蒸气蒸馏而不被破坏，不与水发生反应，且难溶或不溶于水的成分的提取。在天然药物化学实验中主要用于提取挥发油。

实验操作：①固定水蒸气发生器，并在其中放入不超过其容积3/4的水，将安全玻璃管插到接近瓶底；②在圆底烧瓶中放入欲蒸馏的样品，溶液总量不超过烧瓶容积的1/3，如果样品是原药材的粗粉或碎片，应事先浸泡湿润；③按图1-6从左到右安装整套装置。水蒸气导入管尽量达到溶液正中的瓶底，并将烧瓶的位置向水蒸气发生器方向倾斜，以免飞溅起来的泡沫或液体经冷凝器流入接收器，污染馏出液；④打开冷却水、热源，开始蒸馏，至溜出液不再浑浊时，蒸馏完毕；⑤蒸馏中断或完毕时，打开水蒸气发生器与圆底烧瓶之间的三通玻璃管下的螺旋夹，使之与大气相通，然后再停止加热。

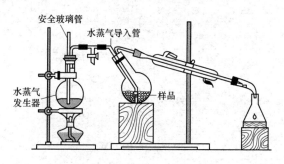

图1-6　水蒸气蒸馏装置示意图

注意事项：蒸馏完毕后先打开螺旋夹，再停止加热，否则烧瓶内液体可能被倒吸入水蒸气发生器内；在蒸馏过程中，应对装有样品的圆底烧瓶保温，既可提高挥发性成分的提取效率，又可避免水蒸气在烧瓶中冷凝下来。

第三节 升华法

某些固体物质受热后不经液态直接变成气态，遇冷后又凝结成固体，这种性质称为升华。有此性质的物质，我们称它具有升华性。具有升华性的物质可以用升华法（sublimation method，SM）直接从药材粉末中提取出来，得到的物质纯度较高，但若中草药炭化，产生的挥发性焦油状物黏附在升华物上，则不易精制除去。减压加热升华可降低升华温度，减少炭化。升华法因操作时间较长，又常伴有分解现象，产品损失大；又因只有在其熔点温度以下有相当高的蒸气压的固态物质，才可用升华法来提纯，故实际应用很受限制。

第二章　现代提取方法

随着科学的进步，许多新的提取方法得以产生，下面简单介绍超临界流体萃取法、超声波提取技术、微波提取技术、酶提取法和仿生提取技术。

第一节　超临界流体萃取法

超临界流体萃取法（supercritical fluid extraction，SFE）是一项发展很快、应用很广的实用性新技术。

一、什么是超临界流体

每种物质都可以有气、液、固三种相态。三种相态在一定的温度、压力下是可以互相转化的。每种物质都有一个特定的温度，在这个温度以上，无论怎样增加压强，气态物质都不会液化，这个温度就是临界温度。液体在临界温度时的饱和蒸气压就是临界压力。不同物质有不同的临界温度及临界压力。如水的临界温度为374.15℃，超过这个温度，无论如何加压，水都不能转化为液体。物质处在高于临界温度和临界压力时的状态称为超临界状态。超临界流体（supercritical fluid，SCF）就是指以超临界状态存在的流体，即是指温度和压力同时高于临界值的流体。

二、超临界流体的性质

有人把超临界流体叫做密度接近液体的气体，因为超临界流体的密度很大，近似液体，黏度很小，近似气体，扩散系数很大，接近气体。我们知道，溶剂的溶解能力与其密度、扩散系数成正比，与其黏度成反比。超临界流体具有密度大、扩散系数大、黏度小的性质，所以对溶质具有很好的溶解能力。

在临界点附近，流体的物理化学性质随温度和压力的变化极其敏感，在不改变化学组成的条件下，即可通过调节压力改变流体的性质，比如我们关心的极性等，当然，随着流体性质的改变，其溶解性也相应改变。

三、超临界流体萃取

将超临界流体与待分离的物质接触，通过调节超临界流体的压力改变其溶解能力，就可使其有选择性地把不同性质的成分依次萃取出来。虽然对应各压力范围所得到的成分可能不是单一的，但可以控制条件得到最佳比例的混合成分，然后借助减压、升温使超临界流体变成普通气体回收,被萃取物质析出,从而达到分离提纯的目的,所以超临界流体萃取的过程可以看作是萃取和分离的组合。

可作为超临界流体的物质很多,但实际常用的是 CO_2。CO_2 作为超临界流体有以下优点:首先,CO_2 的临界温度为 31.26℃,临界压力为 7.18MPa,临界条件容易达到;其次,CO_2 的化学性质不活泼,无色、无味、无毒,安全性好;第三,CO_2 的价格便宜,纯度高,容易获得。

CO_2 萃取极性较低的化合物效果较好,但对强极性化合物效果欠佳,这个问题可以通过加入夹带剂解决,即在 CO_2 超临界流体中加入少量极性溶剂,如甲醇、乙醇、丙酮等,可明显地增加溶解能力,有时甚至能增加几个数量级。

在一定温度下,改变压力即可改变超临界流体的性质,其溶解能力也随之改变。控制不同的温度、压力、夹带剂等,利用程序升压即可将不同极性的成分分步萃取的方法就是超临界流体萃取法。

四、超临界 CO_2 萃取的优点

1. 可在低温下提取,CO_2 超临界萃取常用温度为 35~40℃,对"热敏性"成分尤其适用。

2. 无溶剂残留,产品纯天然,对作为制剂的中药提取是一大优势。

3. 提取与蒸馏合为一体,生产速度快、周期短。如青蒿素的提取分离,传统溶剂法需几天,CO_2 超临界萃取几个小时即可完成。

4. 工艺简单,操作方便,无传统溶剂提取法的易燃、易爆危险,并减少环境污染。

第二节 超声波提取技术

中药的许多有效成分存在于细胞内,要想将它们比较完全地提取出来,需要破碎细胞壁,在这一点上,传统的方法很难做好,从而影响提取效果。超声波能够通过空化效应破碎药材细胞的细胞壁,使细胞内的化学成分游移到细胞外,同时溶剂渗透到胞内;另一方面,超声波可通过机械效应和热效应加速分子的运动,促进药物中的化学成分与溶剂快速接触、溶解,取得良好的提取效果。因此,超声波提取技术(ultrasound extraction,UE)是近年来应用到中草药有效成分提取分离中的一种较为成熟的新技术。

一、超声波提取的原理

关于超声波提取的原理,探讨较多的有以下几点。

1. 空化作用 液体中的微小气泡在超声波作用下产生振动,当声压达到一定值时,气泡迅速膨胀,然后突然闭合,气泡闭合时产生冲击波,这种膨胀、闭合、振荡等一系列动力学过程称超声波空化作用。这种气泡闭合时会在其周围产生上千个大气压的压力,形成微激波。这种微激波作用在中药材上,可使植物细胞壁破裂,其中的化学成分被"轰击"

溢出，进入溶剂，整个破裂过程瞬间完成。

2. 机械效应　超声波在介质中的传播可以使介质质点在其传播空间内产生振动，从而强化介质的扩散、传播，这就是超声波的机械效应。超声波可在液体内形成有效的搅动与流动，达到普通机械搅拌达不到的效果。

3. 热效应　超声波在介质的传播过程中，其声能传播和扩散，不断被介质的质点吸收，介质将所吸收的能量全部或大部分转变成热能，导致了介质本身和药材组织温度的升高，增加了药材中化学成分的溶解速度。这种吸收声能引起的药材组织内部温度的升高是瞬间的，因此一般不会改变所提取的成分的生物活性。

二、超声波提取的特点

超声频率、浸泡时间、超声波作用时间、提取次数、提取溶剂的选择和浓度、用量、提取温度、药材粉碎粒度等都会影响超声提取的效率，与传统提取方法比较，超声波提取具有如下突出特点。

1. 提取时间短、效率高　对不同类型成分的超声波提取研究表明，通常超声波提取时间仅为传统提取方法的三分之一或更少，并且有效成分的提取率高于传统方法。

2. 工作温度低　许多超声波提取不需加热，避免了中药常规煎煮法、回流法长时间加热对有效成分的不良影响，适用于热敏物质的提取。

3. 溶剂用量少　节约了溶剂。

4. 适用性广　绝大多数中药材各类成分均可超声提取。

第三节　微波提取技术

微波是指频率在300兆赫至300千兆赫的电磁波，高于无线电波频率。通常呈现穿透、反射、吸收三个特性。对于玻璃、塑料等，微波几乎是穿越而不被吸收；水和食物等就会吸收微波而使自身发热；而对金属类材料，则会反射微波。

微波提取全称是微波辅助提取技术（microwave – assisted extraction，MAE），是将微波和传统的溶剂提取法结合而成的一种提取方法。

一、微波提取的原理

微波提取的原理主要是中药材原料吸收了微波能后，植物细胞内部的温度迅速上升，细胞内压力大大增加，结果细胞破裂，其中的化学成分自由流出，溶解于提取介质中。由于微波的频率与分子转动的频率相关联，当它作用于分子时，可促进分子的转动，若分子具有一定的极性，即可在微波场的作用下产生瞬时极化，并以极高的速度作极性变换运动，从而产生键的振动、撕裂和粒子间的摩擦和碰撞，迅速生成大量的热能，促使细胞破裂，细胞液溢出并扩散至溶剂中。通过进一步的分离纯化，即可获得所需的提取物。另外，微波所产生的电磁场可加速分子由固体原料内部向固液界面扩散的速率，缩短欲提取成分的分子由固体内部扩散至固液界面的时间,可以使提取速率提高数倍。物质吸收微波的能力是有差异的,在微波提取中,正是这种差异使基体物质的某些区域或提取体系中的某些组分被选择性加热,从而使被提取物质从基体或体系中分离,进入到提取溶剂中。

实际操作中,需要先将切碎的药材在溶剂中适当浸泡(一般为 0.5~1.5 小时),再进入微波提取,这一步非常重要。因为物料经浸润后,内部溶剂量增加,可更好地吸收微波能,对于升温和细胞破壁都是有利的。微波提取一般适合于热稳定性的物质,对热敏感性物质,微波加热可能导致变性或失活。

二、微波提取的特点

1. 试剂用量少,节能,污染小。
2. 对提取物具有高选择性,提取纯度高。
3. 速度快,微波提取大大降低了提取时间,比传统提取法提取速率提高了几十倍甚至百千倍。

第四节 酶提取法和仿生提取技术

一、酶提取法

大部分中草药的细胞壁是由纤维素构成的,植物的有效成分往往包裹在细胞内。纤维素是多糖类,由多个 β-D-葡萄糖以 1,4-β-葡萄糖苷键连接而成,用纤维素酶可水解 β-D-葡萄糖苷键,即破坏了植物的细胞壁,可加速有效成分的释放和提取。另外,可以选用相应的酶分解祛除淀粉、蛋白质、果胶等杂质,利于有效成分的分离。

酶提取法(enzymatic extraction,EZ)条件温和,但酶本身必须保持活性,因此,需先通过实验确定最适合的温度、pH 值及作用时间等,以使酶发挥最大作用。

二、半仿生提取法

片面地追求单一成分的提取率是不符合中医药整体观的。半仿生提取法(semi-bionic extraction,SBE)模拟口服给药在胃肠道的转运过程,将药物用一定 pH 的水溶液提取,即用近似胃和肠道酸碱度的水溶液煎煮,提得"活性混合体"。对于药效成分不明确的中药,此法能更准确地反映药理作用的物质基础,所以提取物能较好地保持中药或复方原有的功效。该法提取既可以充分发挥混合物的综合作用,又能利用单体成分控制质量,是一种将整体药物研究法与分子药物研究法相结合的新的提取工艺。

这种方法与人体消化环境并不完全相同,故称半仿生提取法(SBE)。针对半仿生提取法高温煎煮可能破坏有效成分的缺点,在此基础上,有人引进酶催化,并将提取温度降低到接近人的体温,又模仿胃肠道蠕动加以搅拌,发展出了半仿生-酶提取法。

第三章 分离方法

前述方法提取的物质一般是混合物，常常需要进一步除去杂质，分离精制才可成为我们想要的状态。分离即是根据混合物中各成分之间的物理、化学性质的差异，运用一定的方法使各成分之间彼此分开的过程。常用的方法有系统溶剂分离法、两相溶剂萃取法、结晶法、分馏法、沉淀法、盐析法、透析法和层析法等。

第一节 系统溶剂分离法

系统溶剂分离法是根据需要将溶剂组成不同极性梯度的溶剂系统，然后对中药总提取物，用系统溶剂按极性由低到高依次提取的方法。此法可以将提取物分成强亲脂性、亲脂性、中等极性、极性、强极性几个部分，是一种常用的部分分离的方法；若同时配合药理，可以追踪有效部位，进一步分离有效的单体。所以此法很适合成分未知中药的初期实验。

表3-1 常用溶剂提取的主要成分类别

常用溶剂	主要提取的成分类别
强亲脂性：石油醚、己烷	挥发油、脂溶性色素、油脂和蜡、某些苷元、甾醇
亲脂性：乙醚、三氯甲烷	苷元、生物碱、树脂、有机酸、某些苷类
中等极性：乙酸乙酯、正丁醇	各种苷类
极性：丙酮、乙醇、甲醇	强极性苷、生物碱盐等
强极性：水	氨基酸、蛋白质和酶、碳水化合物（糖类）、无机盐

操作注意：①使用溶剂必须按极性由弱到强的顺序操作；②提取物浸膏常为胶状物，在溶剂中分散不均匀，可拌入适量硅藻土或纤维素粉等惰性填充剂，低温干燥使之成粉末状，再用溶剂依次提取，这样提取的就比较完全了。

第二节 两相溶剂萃取法

两相溶剂萃取法是利用混合物中各成分在两种互不相溶溶剂中分配系数不同而达到分离的方法。操作可选择简单萃取法、逆流分溶法、液滴逆流分配法等。

一、萃取溶剂的选择

萃取效果如何最关键的是溶剂的选择，下面介绍两种简单实用的选择溶剂的方法。

（一）分离程度与分离因子 β

设有 A、B 两种混合物，在两种互不相溶溶剂中有各自的分配系数 K_a、K_b，则分离因子 $\beta = K_a/K_b$。一般来说 $\beta \geqslant 100$，一次简单萃取就可实现基本分离；$10 < \beta < 100$，则需要 10～12 次萃取；$\beta = 1$，即 $K_a = K_b$，A、B 无法通过此溶剂萃取分离。一般 $\beta > 50$，简单萃取即可；$\beta < 50$ 则需要采用逆流分溶等特殊的萃取方法，才能达到较好的分离效果。因此，对已知物，我们可以根据 K 值，选择 β 较大的溶剂系统。

（二）用纸色谱设计萃取分离条件

我们工作中接触更多的是未知组成的混合物，不知其在溶剂中的分配系数，如何求得 β 值呢？这个问题可以通过纸色谱帮助解决。研究证实，单一物质纸色谱 R_f 值与 K 值之间有如下关系：

$$K = \frac{1}{r}\left(\frac{R_f}{1 - R_f}\right)$$

其中 r 为滤纸的特定常数，对于 A、B 两种混合物，则可导出：

$$\beta = \frac{R_{f_a}}{R_{f_b}} \cdot \frac{(1 - R_{f_b})}{(1 - R_{f_a})}$$

因此，用纸色谱，可以根据 A、B 色点的 R_f 值计算 β 值。分别用不同的溶剂系统做若干个纸色谱，从中找出 β 值最大的一个，就是我们需要的最佳方案了。

（三）酸性、碱性物质的萃取与 pH 值

对具有酸性或碱性的有机化合物来说，分配系数还受系统 pH 值的影响，因为系统 pH 值决定着这类物质在溶液中的存在方式，也就是说，它们以离子形式还是以游离形式存在，取决于溶液的 pH 值。萃取时，我们希望物质尽可能以单一形式存在，便于集中萃取到某一相溶剂中。一般，当离子形式与游离形式存在的浓度比例为 100:1 时，我们就粗略地视为物质均以离子形式存在了，反之亦然。

以酸性物质为例，由平衡常数可得：

$$pH = pK_a + \lg [A^-]/[HA]$$

当 $[A^-]:[HA] = 100:1$ 时，我们就当成 HA 均转变成了 A^-，即当 $pH = pK_a + 2$ 时，这个酸（HA）均以盐离子（A^-）的形式存在；当 $pH = pK_a - 2$ 时，则均以游离形式（HA）存在，显然，通过调节系统的 pH 值可以实现这一目标。

操作时，我们欲从提取物浸膏中分离某高级脂肪酸的盐或游离脂肪酸，可分别参考下列流程：

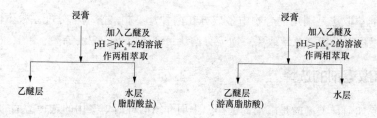

对碱性有机物，同理可得 $pH = pK_a + \lg [B]/[BH^+]$，B 为游离碱，$BH^+$ 为其盐，调节系统的 pH 值为 $pK_a + 2$ 或 $pK_a - 2$，同样可以获得最佳萃取方案。对已知 pK_a 的混合酸性或混合碱性化合物，还可以设计 pH 梯度萃取。

二、操作注意事项

1. 检查分液漏斗是否漏液及旋塞是否灵活。

2. 注意排气，尤其是用乙醚类挥发性强的溶剂时。振荡后让分液漏斗保持倾斜状态，打开旋塞，放出气体，见图 3-1。

3. 为了避免乳化现象，可先做少量萃取摸索条件，即用小试管猛烈振摇约 1 分钟，观察液体分层情况。如果容易产生乳化，大量萃取时要避免剧烈振摇。若萃取时已产生乳化现象，可尝试下列方法。

（1）较长时间放置并不时轻轻旋转漏斗，令其自然分层；

（2）将乳化层分出，加入新溶剂萃取；

（3）抽滤乳化层；

（4）将乳化层稍稍加热或冷冻；

（5）向乳化层加入少量无机盐，如氯化钠等。

4. 萃取效果不佳时，可加少量无机盐，利用盐析提高萃取率。

5. 用薄层层析、纸层析、显色反应等检查萃取是否完全。

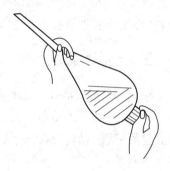

图 3-1　倾斜分液漏斗排气

第三节　结晶法

一、原理

结晶法（crystallization）是分离和精制固体化学成分最常用的方法，包括加热溶解、趁热过滤、冷置析晶、过滤等步骤。溶解后趁热过滤丢掉滤渣，除去了不溶性杂质，冷置析晶后过滤，得到我们要的晶体，而可溶性杂质留在滤液里。因此通过一次结晶操作，既除去了不溶性杂质，也除去了可溶性杂质，固体样品得到纯化。若嫌纯度不够，可再重复结晶几次，这个过程称为重结晶。

二、溶剂的选择

选择合适的溶剂是结晶法的关键，一般应符合以下几点。

1. 溶剂对有效成分的溶解度随温度的变化越大越好。即加热时溶解度大，让有效成分充分溶解；冷却时溶解度小，使有效成分尽可能完全析出。

2. 溶剂对杂质的溶解度随温度的变化越小越好。也就是说，要么冷热都不溶，作为不溶性杂质除去；要么冷热都易溶，作为可溶性杂质除去。

3. 溶剂的沸点不宜过高或过低。沸点过低溶剂易挥发，难以控制某些可溶性杂质的析出；沸点太高则不便浓缩，附在结晶上也不易除去。

4. 溶剂不与欲结晶成分发生化学反应。

使用单一溶剂不理想时可选用两种或两种以上组成混合溶剂。一般先用溶解度大的溶剂加热溶解样品，然后向溶液中滴加溶解度小的第二种溶剂至浑浊，加热使澄清，若不能澄清，可再滴加第一种易溶溶剂至浑浊全部变澄清为止，静置等待析晶。选择溶剂时注意，一般希望第一种溶解度大的溶剂沸点低于第二种溶剂，这样在冷置析晶时，低沸点溶剂较易挥发，比例逐渐减少，溶液易达到过饱和状态，利于结晶的形成。

三、结晶纯度的判断

1. 观察结晶的形状、色泽，测定熔点 纯结晶性化合物都有一定的晶形和均匀的色泽，在不同溶剂中得到的结晶形状、熔点可能有所不同。单纯化合物晶体的熔距应在0.5℃左右，但由于晶体结构的原因可允许在1~2℃范围内。应注意，有些化合物仅有分解点，而熔点不明显。

2. 色谱检测 如薄层色谱或纸色谱，用三种以上不同展开系统展开，若均显示单一斑点，一般表示为单一化合物。但也有例外，对于立体异构的混合物，尤其是手性化合物的混合物，可制备成衍生物再进一步鉴定。

四、操作注意事项

1. 结晶的获得 将样品溶于溶剂中，过滤、浓缩后冷却放置，放置一段时间后若无结晶析出，可再适当挥发溶剂；或加入少量晶种，诱导晶核的形成；如没有晶种，可用玻璃棒蘸取过饱和溶液在空气中挥发除去溶剂后再摩擦玻璃器壁，产生微小颗粒代替晶种，以诱导形成结晶。若上述尝试均失败，可能是所用物质纯度太低，杂质的影响所致，则需进一步分离纯化后再用结晶法精制。

2. 一定要将样品充分溶解，可以回流加热。

3. 必须趁热过滤，为防止液体在漏斗上冷却析出结晶，必要时可保温过滤。若保温操作仍有结晶在漏斗上析出，应适当降低液体浓度。

4. 冷置析晶时要将滤液慢慢冷却，若析出结晶的速度太快，超过了化合物晶核的形成和分子定向排列速度，往往得到的是无定形粉末，还可能会包裹一些杂质。

第四节 分馏法

分馏法（fractional distillation，FD）是分离液体混合物的一种常用方法，在天然药物化学中可用于分离挥发油和一些液体生物碱。原理是利用液体中各组分沸点的差别,在分馏柱中经多次反复蒸馏,收集不同沸点的馏分而使混合物达到分离。

如果液体混合物各成分沸点相差100℃以上,可以直接蒸馏分离;如沸点差小于25℃,则需用分馏柱。混合物沸点相差越小,需要的分馏装置愈精细。

在分离有些沸点较高或在沸点易分解的成分时,可以进行减压操作,如挥发油的分离。

第五节 沉 淀 法

沉淀法(precipitation method,PM)是在中草药提取液中加入某些溶剂或试剂,使某些成分溶解度降低而产生沉淀,可以用来分离有效成分,也可以用来去除杂质。

1. 水提醇沉 将水提取液浓缩,加入乙醇使醇含量达到80%以上,高浓度的醇可以使蛋白质、淀粉、黏液质等多糖类成分沉淀下来,经过过滤分离。

2. 醇提水沉 将乙醇提取液浓缩,加入10倍量的水,叶绿素、树脂等亲脂性成分可以被沉淀,过滤除去。

3. 酸提碱沉 常用于生物碱的分离精制。在酸性提取液中加入碱,生物碱盐转变成游离生物碱沉淀析出。若沉淀量多,可以直接过滤;沉淀量少可用三氯甲烷等有机溶剂萃取分离。

4. 碱提酸沉 常用于酚类、酸类成分的分离精制。在碱性提取液中加入酸,酚盐、有机酸盐转变成游离形式沉淀析出,可以直接过滤分离。

5. 试剂沉淀 可以有专属性沉淀试剂和非专属性沉淀试剂。专属性试剂如生物碱沉淀试剂可用于生物碱的分离;明胶可以将鞣质沉淀,进一步分离或除去;胆甾醇与甾体皂苷生成的沉淀很稳定,可用于与三萜皂苷的分离等。经典方法中所用的铅盐,是一种非专属性沉淀试剂,顾名思义,与铅盐生成沉淀的物质很多,可以用来分离有效成分或除去杂质。

第六节 盐 析 法

盐析法(salting-out method,SOD)通常是向中药水提液中加入无机盐至一定浓度或达到饱和状态,使某些成分在水中的溶解度降低,沉淀析出或被有机溶剂提取出,而与水溶性大的杂质分离。常用的无机盐有氯化钠、氯化铵、硫酸铵、硫酸钠、硫酸镁等。如从三颗针根中提取小檗碱,在稀硫酸渗滤液中加氯化钠近饱和盐酸小檗碱即沉淀析出。

盐析法也可用于萃取分离,用有机溶剂萃取有些水溶性较大的成分效果不好时,可在水溶液中加入一定量的食盐,降低其在水中的溶解度,使有机层的浓度增加,自然提高了萃取效率。

第七节　透析法

半透膜可以选择性地容许溶液中的小分子物质透过，截留大分子物质，借此可以按照混合物分子大小不同将其分离。常用于纯化皂苷、蛋白质、多肽和多糖等。透析法（dialysis）可除去无机盐、单糖、双糖等小分子物质。透析效果与膜孔的大小密切相关，所以应根据欲分离成分的分子大小选择适当规格的透析膜。常用的有动物膜（如猪、牛的膀胱）、火棉胶膜、蛋白质胶膜和玻璃纸膜等。在进行透析时要经常更换膜外清水，以增加透析膜内外溶液的浓度差，欲加快透析速度可适当加温，也可适当搅拌。透析是否完全，应取透析膜内溶液用定性反应检查。

第八节　色谱法

色谱法（chromatography），又称层析法。与前述的分离方法相比，色谱法具有更高的分离效率，可以使许多性质相近的混合物分离，甚至能够分离同分异构体，是天然药物化学实验中重要的常规方法。

色谱法分类方法有多种。按照分离原理分，有吸附色谱、分配色谱、离子交换色谱与凝胶色谱（也称排阻色谱）等；按照操作方式分，有柱色谱、薄层色谱、纸色谱；按两相所处的状态分，有气相色谱和液相色谱，流动相为气体称气相色谱，进一步按照固定相不同分为气－液色谱和气－固色谱，流动相为液体称液相色谱，同样依据固定相不同分为液－液色谱和液－固色谱；按分离目的分，有制备性色谱和分析性色谱。本书按照分离原理和操作方式做一简述。

一、色谱法原理

（一）吸附色谱

吸附色谱（adsorption chromatography）利用的是吸附剂（固定相）对被分离物质的吸附能力不同，用溶剂或气体（流动相）洗脱时，各组分在固定相中移动速度不同使混合物得以分离的方法。液－固吸附色谱是运用较多的一种方法，常用的吸附剂有硅胶、氧化铝、聚酰胺、活性炭等有吸附活性的物质，色谱过程可以看作流动相分子与被分离物质分子之间竞争固定相吸附中心的过程。在洗脱过程中，当溶剂流过时，不同物质在吸附剂和溶剂之间不断地发生吸附、解吸、再吸附、再解吸。在这个过程中，吸附力强的物质解吸较难，移动的慢些，吸附力弱的物质解吸较易，移动的快些，经过一段时间的洗脱，不同物质就彼此分开了。

1. 硅胶　硅胶（silica gel）为一多孔性物质，可用通式 $SiO_2 \cdot xH_2O$ 表示。分子中具有硅氧烷的交链结构，颗粒表面有很多硅醇基，硅醇基通过氢键的形成而吸附大量的水分。硅胶的吸附能力与含水量有关，含水量越高，吸附力越低。若吸水量超过17%，吸附力明显降低，不能作吸附色谱，可作为分配色谱的载体。因此，当用硅胶作为吸附剂时，通常在使用前需加热去除水分，这个过程称为活化；反之加入一定量水分使活性降低，称为失活。一般选择活化温度是105～110℃，30分钟。若温度升至200℃以上时，硅胶表面的硅醇基会进一步脱水缩合成硅氧烷键，不再具有选择性吸附作用而失去色谱活性。

硅胶层析适用范围广，既可用于非极性成分的分离，也可用于极性成分分离，尤其适用于中性及酸性化合物，如萜类、甾体、苷类、蒽醌类、酸性及酚性成分，也可用于生物碱的分离。

色谱过程中溶剂的选择，对组分分离关系极大。习惯上将柱色谱所用的溶剂（单一溶剂或混合溶剂）称洗脱剂，薄层或纸层析所用溶剂称展开剂。对极性吸附剂来讲，洗脱剂的极性越强，洗脱能力越大。溶剂的具体选择，须根据被分离物质与所选用的吸附剂性质两者结合起来考虑。硅胶属于极性吸附剂，通常被分离物质极性越大，吸附力越强。因此，当被分离物质极性较强时，应选用活性较低即含水量较高的硅胶，如Ⅳ级、Ⅴ级，洗脱剂则须选用极性较强的溶剂；当被分离物质极性较弱时，则应选用活性较高即含水量较低的硅胶作吸附剂，如Ⅰ级、Ⅱ级，洗脱剂一般选用极性较弱的溶剂。

在色谱分离过程中，洗脱剂为单一溶剂时，分离的重现性好，但效果往往不佳，这时需要选用二元或多元混合溶剂系统；若Rf值过小，可加少量极性溶剂，增加洗脱能力，若Rf值过大，则应降低洗脱能力，即增加非极性溶剂的含量，降低整个溶剂系统极性；在分离酸性或碱性成分时，有时还需加入少量的酸或碱以使被分离物质色点集中，改善拖尾现象，提高分离效率。

2. 氧化铝 氧化铝（alumina）是一种常用的极性吸附剂，其吸附作用与表面的铝离子、Al－O键或其他阳离子有关。色谱用氧化铝分为碱性、中性和酸性三种。碱性氧化铝因表面含有少量碳酸钠而略带碱性，对于分离中药中的一些碱性成分，如生物碱类颇为理想，但是不宜用于醛、酮、酸、内酯等类化合物的分离，因为有时碱性氧化铝可能与上述成分发生反应，如络合、异构化、氧化、消除反应等。用水除去碱性氧化铝中的碱性杂质，再加热200～400℃活化可得中性氧化铝。中性氧化铝适用范围较广，适用于生物碱、萜类、挥发油、甾体及在酸碱中不稳定的苷类、内酯类成分的分离。用稀硝酸或稀盐酸处理氧化铝，不但中和了氧化铝中含有的碱性杂质，还使氧化铝颗粒表面带有NO_3^-或Cl^-等阴离子，这种氧化铝称为酸性氧化铝，适用于分离酸性成分，如有机酸、氨基酸等。

氧化铝也属于极性吸附剂，溶剂的选择参见硅胶。

3. 聚酰胺 聚酰胺（polyamide）是由酰胺键聚合而成的一类高分子化合物，分子中有丰富的酰胺基。酰胺基可以与酚类、酸类、醌类及硝基化合物等形成分子间氢键，与不形成氢键的化合物分离，又因不同成分形成氢键的数目、强度不同，与聚酰胺间的吸附力不同，借此将不同成分分离。所以，一般认为聚酰胺色谱的原理是"氢键吸附"。通常分子中能形成氢键的基团（如酚羟基）越多，吸附力越强；能形成氢键的基团数相同时，易于形成分子内氢键的（如邻二酚羟基）分子吸附力降低；分子内芳香程度越高，共轭双键越多，吸附力越强。

聚酰胺色谱特别适合分离含酚羟基的化合物，如中药中的黄酮、蒽醌、鞣质等，但是有些实验结果却无法用"氢键吸附"原理解释，如黄酮苷与苷元的分离，以含水流动相（如甲醇-水）洗脱时，黄酮苷比黄酮苷元先洗脱下来；若以有机溶剂（如三氯甲烷-甲醇）作为流动相时，黄酮苷元比黄酮苷先洗脱下来。这是不符合氢键吸附规律的，因此有人提出"双重色谱"理论。聚酰胺分子中既有亲水性的酰胺键，又有亲脂性的脂肪链。当用含水溶剂作为流动相时，聚酰胺中的脂肪链作为非极性固定相，其色谱行为类似于反相分配色谱，因黄酮苷的极性大于黄酮苷元，所以黄酮苷比黄酮苷元容易洗脱；当用非极性流动相（如三氯甲烷-甲醇）时，聚酰胺则作为极性固定相，其色谱行为类似于正相分配色谱。黄酮苷元的极性小于黄酮苷，因而黄酮苷元易被洗脱。此即是聚酰胺色谱的双重层析原理。

聚酰胺色谱常用的洗脱剂洗脱能力从弱到强为：水＜甲醇或乙醇（浓度由低到高）＜丙酮＜稀氢氧化钠水溶液或氨水＜甲酰胺＜二甲基甲酰胺＜尿素水溶液。

4. 活性炭 活性炭（activated carbon）是一种非极性吸附剂，和硅胶、氧化铝相反，对非极性物质具有较强的亲和力，主要用于分离水溶性成分，如中药中的氨基酸、糖类及某些苷类，是分离水溶性物质的主要方法之一。应用特点是样品上样量大，分离效果好；另外活性炭来源较易，价格便宜，适用于大量制备型分离。

活性炭的吸附作用在水中最强，在有机溶剂中较弱，用水-乙醇溶剂系统洗脱时，随乙醇浓度的增加洗脱力增强，即洗脱剂的洗脱能力随溶剂极性降低而增加。

（二）分配色谱

分配色谱（partition chromatography）是利用混合物中各成分在两种不相混溶的溶剂中分配系数不同，使组分分离的一种方法，相当于连续萃取分离法。分配色谱需要有载体、固定相和流动性。载体是一种惰性的固体物质，主要起支持和固定溶剂的作用，所以又称支持剂。被涂布或键合在载体上的溶剂，称固定相；用来洗脱的溶剂即为流动相。

在洗脱过程中，流动相流经载体时与固定相发生接触，由于样品中各成分在两相之间的分配系数不同，因而随流动相移动的速度也不同，易溶于流动相中的成分移动快，而易溶于固定相中的成分移动慢，从而得以分离。流动相的极性小于固定相时，称正相分配色谱，流动相的极性大于固定相时，称反相分配色谱。

1. 载体 作为分配色谱的载体应为中性多孔粉末，并能吸附一定量的固定相。常用的载体有硅胶、硅藻土、纤维素粉等。这些物质能吸收本身重量50%以上的水，仍呈粉末状。如含水硅胶，是使用最多的载体，因硅胶含水量在17%以上时已失去吸附作用，而作为分配色谱的载体效果较好。纸色谱是以滤纸的纤维素为载体，以滤纸上吸附的水为固定相的。

2. 固定相和流动相 如分离亲水性较强的成分，如中药中的苷类、糖类、极性较大的生物碱、有机酸等，一般用正相分配层析。所用固定相可以为水、缓冲溶液等，流动相常选用三氯甲烷、醋酸乙酯、正丁醇、异戊醇等与水不相混溶（以及很少混溶）的有机溶剂。

如分离亲脂性成分，如高级脂、油脂等则用反相分配层析。所用固定相多为亲脂性强的有机溶剂，如硅油、液体石蜡等。流动相常选用水、甲醇、乙醇等强极性溶剂。

(三) 离子交换色谱

离子交换树脂（ion exchange resin）为人工合成的多聚物，带一些电荷基团，这些带电基团与带相反电荷的离子结合。如果周围流动的介质中存在其他带相反电荷的离子，这些离子将与结合在树脂上的反离子进行交换。离子交换色谱是利用离子交换树脂上的可交换离子与被分离物质中的不同离子间发生交换反应时交换能力不同，或者说是基于混合物中各成分解离度差异进行分离的方法。

离子交换色谱主要适合于离子型化合物的分离，如中草药中的生物碱、有机酸、氨基酸、多肽等。化合物与离子交换树脂进行离子交换反应能力的强弱取决于分子解离度的大小、带电荷的多少等因素，分子解离度越大，越易交换在树脂上，越难被洗脱下来。比如不同碱性的生物碱盐被交换在强酸型阳离子交换树脂上，解离度小的弱碱比强碱先洗脱下来，借此实现分离。

1. 离子交换树脂的类型 离子交换树脂是不溶性的高分子化合物，由母核和离子交换部分组成，通常是球形颗粒，不溶于水但可在水中膨胀。离子交换树脂中离子交换部分决定了树脂的主要性质和类别。它首先分为阳离子树脂和阴离子树脂两大类，阳离子树脂又分为强酸型和弱酸型两类，阴离子树脂也分为强碱型和弱碱型两类。

(1) 强酸型阳离子交换树脂 这类树脂含有大量的强酸性基团，如磺酸基 – SO_3H，容易在溶液中离解出 H^+，故显强酸性。树脂离解出 H^+ 后，本体所含的负电基团，如 SO_3^-，结合溶液中的其他阳离子，这两个反应就完成了树脂中的 H^+ 与溶液中阳离子的交换。

强酸型树脂的离解能力很强，在酸性或碱性溶液中均能离解和产生离子交换作用。

(2) 弱酸型阳离子树脂 这类树脂含弱酸性基团，如羧基 – $COOH$，能在水中离解出 H^+ 而呈酸性。树脂离解后余下的负电基团，如 $R-COO^-$，与溶液中的其他阳离子吸附结合，完成阳离子交换反应。这种树脂的酸性较弱，在低 pH 环境中难以离解和进行离子交换，只能在碱性、中性或微酸性溶液中（如 $pH=5\sim14$）反应。

(3) 强碱型阴离子树脂 这类树脂含有强碱性基团，如季胺基（亦称四级胺基）– NR_3OH，在水中离解出 OH^-，而呈强碱性。树脂离解出 OH^- 后，本体所含的正电基团与溶液中的阴离子吸附结合，从而产生阴离子交换反应。这种树脂的离解性很强，在不同 pH 下都能正常工作。

(4) 弱碱型阴离子树脂 这类树脂含有弱碱性基团，如伯胺基（亦称一级胺基）– NH_2、仲胺基（二级胺基）– NHR 或叔胺基（三级胺基）– NR_2，它们在水中能离解出 OH^- 而呈弱碱性。离解出 OH^- 后的正电基团与溶液中的阴离子吸附结合完成阴离子交换反应。这种树脂需要在微碱、中性或酸性条件（如 $pH=1\sim9$）下工作。

常用的离子交换树脂母核是苯乙烯通过二乙烯苯交联而成的大分子网状结构，网孔大小用交联度表示。交联度越高，网孔越小，越紧密，在水中膨胀越小；反之亦然。分离大小不同的分子需选用不同交联度的树脂。

树脂在使用一段时间后，需进行再生处理，离子交换树脂与水溶液中离子进行交换反应是可逆的，所以可以用化学药品使树脂的官能基团恢复原来状态，以供再次使用。如上述的阳离子树脂是用酸进行再生处理，此时树脂放出被吸附的阳离子，再与 H^+ 结合恢复原来的组成。阴离子树脂用碱进行再生处理。

2. 离子交换树脂的选择 选择树脂时应综合考虑被分离物质所带电荷的种类、解离能力的强弱、分子的半径大小等。

（1）被分离物质带正电荷，如生物碱盐等，选择阳离子交换树脂；若带负电荷，如有机酸盐等，选择阴离子交换树脂。

（2）被分离物质解离能力强，易与离子交换树脂进行交换，易被吸附，应选用弱酸或弱碱型树脂，若用强酸或强碱型树脂，会因吸附力过强造成洗脱和再生困难；反之被分离物质解离能力弱，则选强酸或强碱型树脂，若用弱酸或弱碱型树脂可能会造成交换不完全。

（3）被分离物质分子量大，选择低交联度的树脂，便于离子的扩散与交换；若分子量小，可选择高交联度的树脂。如分离生物碱、大分子有机酸、多肽类，可用2% ~ 4%交联度的树脂；分离氨基酸或二肽、三肽等小分子化合物，则用8%交联度的树脂为宜；制备去离子水或分离无机成分，需用16%交联度的树脂。一般地说，在不影响分离效果的前提下，尽量选择高交联度的树脂。

（4）作分离色谱用的离子交换树脂颗粒要求较细，一般用200目左右；提取离子性成分的树脂，粒度可粗些，一般用100目左右；制备去离子水的树脂可用16 ~ 60目。

3. 洗脱剂的选择 因为水是优良的溶剂并有电离性，所以多数离子交换色谱都选用水作洗脱剂，有时也用水－甲醇混合溶剂。为了获得最佳洗脱效果，经常需要竞争的溶剂离子，并保持洗脱剂恒定的pH值，所以通常用各种不同离子浓度的缓冲溶液。如在阳离子交换树脂中，选择乙酸、枸橼酸、磷酸缓冲溶液；在阴离子交换树脂中，选择氨水、吡啶等缓冲溶液。分离复杂的多组分混合物，可以有规律地改变溶剂的pH值、离子强度等，即采用梯度洗脱。

离子型化合物的分离，除了离子交换树脂外，还可以用离子交换纤维和离子交换凝胶。这两类物质分别是在纤维素或葡聚糖等大分子羟基上，通过化学反应引入能释放或吸收离子的基团制得的，如二乙氨乙基纤维素、羧甲基纤维素、二乙氨乙基葡聚糖凝胶、羧甲基葡聚糖凝胶等。这些物质既有离子交换性质，又有分子筛的作用，主要用于分离蛋白质、多糖等水溶性成分。

（四）大孔吸附树脂色谱

大孔吸附树脂（macroporous adsorption resin）是一类不含交换基团且有大孔结构的高分子吸附剂，一般为白色颗粒状，理化性质稳定，不溶于酸、碱及有机溶剂。大孔吸附树脂具有选择性好、吸附容量大、机械强度高、再生处理方便、吸附速度快、解吸容易等优点。大孔树脂色谱法设备简单、操作方便、产品质量和收率稳定，近年来已广泛地应用于中药有效成分的分离与精制。

1. 原理　大孔树脂具有良好的大孔网状结构和较大的比表面积,可以有选择地吸附水溶液中的有机物,这种吸附性能主要是由于范德华引力或生成氢键的结果,同时由于大孔吸附树脂的多孔性结构使其对分子大小不同的物质具有筛选作用。所以大孔吸附树脂是一种吸附性和分子筛原理相结合的分离材料。

2. 影响吸附的因素　大孔吸附树脂的比表面积、表面电性及能否与化合物生成氢键是影响吸附的重要因素。按性能通常将大孔吸附树脂分为极性和非极性两种类型。由于树脂性质各异,使用时须加以选择。一般在水中极性化合物易被极性树脂吸附,非极性化合物易被非极性树脂吸附,如糖极性很强,与非极性树脂吸附作用很弱,据此分离中药提取液中的有效成分和糖时常用大孔树脂。第二个影响因素是溶剂,被分离物质在溶剂中的溶解度越大,与大孔树脂的吸附力越小,如生物碱的盐类,选择用水洗脱,易被洗脱下来。另外,化合物的性质也是影响吸附的重要因素,能与大孔树脂形成氢键的吸附力强,极性较小的化合物与非极性树脂的吸附力强。

3. 洗脱剂的选择　首先,使用的洗脱剂应该对有效成分具有良好的溶解作用。当有效成分在洗脱剂中的溶解作用大于与大孔树脂间的吸附作用时,才能顺利从树脂上洗脱。常用的洗脱剂有不同浓度的乙醇,还有甲醇、丙酮、乙酸乙酯等。第二,根据吸附作用的强弱选择不同洗脱剂。对非极性大孔树脂,洗脱剂极性越小,洗脱能力越强,对中等极性大孔树脂,则选择极性较大的溶剂为宜。

4. 应用　用大孔树脂色谱法分离中药有效成分时,通常将中药提取物的水溶液通过大孔树脂后,依次用水、含水甲醇、乙醇或丙酮洗脱,洗脱剂中水的含量逐渐降低,最后用浓醇或丙酮洗脱。多糖、蛋白质、鞣质等水溶性杂质会随着水流出,弱极性成分随后被洗出,在此过程中可将提取物分成不同极性部位,在中药新药研究中配合药理,是寻找有效部位的常用方法。对于酸碱性化合物,还可以用不同浓度的酸碱溶液结合有机溶液进行洗脱。一般方法如下:先用少量蒸馏水洗下单糖、低聚糖、多聚糖、鞣质等极性物质;再用70%乙醇洗脱,主要洗下皂苷,但也有酚性物质及少量黄酮和糖类;然后用3%~5%的碱液洗脱,主要洗下黄酮、有机酸、酚性物质和氨基酸;再用10%酸液洗脱,可洗下生物碱、氨基酸;最后用丙酮洗下中性亲脂性成分。

5. 大孔吸附树脂的预处理及再生　新购的树脂内部尚存在未聚合的单体、残余的致孔剂、引发剂、分散剂等,故用前必须经过处理。用足量的水浸泡新购的树脂,至其溶胀至体积不再增加为止,然后倒入层析柱内,并保持水面高于树脂层表面约20厘米,除去悬浮于水溶液面上的树脂颗粒,再用95%乙醇冲洗柱床,直至流出液加2倍水混合后不再呈白色浑浊为止,最后用大量蒸馏水洗涤除尽乙醇备用。

当树脂使用一定周期后,其吸附性能自然降低,需再生处理。一般先用水洗2~3次,再用甲醇或乙醇浸泡洗涤即可,如树脂颜色变深可用稀酸或稀碱液洗脱,然后用水洗至中性,浸泡在甲醇或乙醇中备用,使用前用水洗涤除尽醇即可使用。

（五）凝胶色谱

凝胶色谱又称排阻色谱，是利用分子筛分离物质的一种方法。凝胶（gel chromatography）是具有三维空间的网状结构、呈珠状颗粒的物质。每个颗粒的细微结构及筛孔的直径均匀一致，像筛子，小分子可以进入凝胶网孔，而大分子则排阻于颗粒之外。当混合物样品加到层析柱上时，大分子物质沿凝胶颗粒间隙随洗脱液移动，流程短，移动速率快，先被洗出层析柱；而小分子物质可通过凝胶网孔进入颗粒内部，然后再扩散出来，故流程长，移动速度慢，后被洗出层析柱，从而使样品中大小不同的分子获得分离。

常用的凝胶有葡聚糖凝胶（Sephadex G）、羟丙基葡聚糖凝胶（Sephadex LH-20）等。

1. 葡聚糖凝胶（Sephadex G） 由平均分子量一定的葡聚糖及交联剂（如环氧氯丙烷）交联聚合而成。生成的凝胶颗粒网孔大小取决于所用交联剂的数量及反应条件。加入的交联剂越多，交联度越高，网孔越紧密，孔径越小，吸水膨胀也越小；交联度低，则网孔越稀疏，吸水后膨胀也越大。商品型号即按交联度大小分类，并以吸水量多少表示。如 Sephadex G-25，G 为凝胶，后附数字＝吸水量×10，故 G-25 表示该葡聚糖凝胶吸水量为 2.5ml/g。Sephadex G 系凝胶只适合在水中应用，且不同规格适合分离不同分子量的物质。

2. 羟丙基葡聚糖凝胶（Sephadex LH-20） 是在 Sephadex G-25 分子中的羟基上引入羟丙基形成醚键（-OH→OCH$_2$CH$_2$OH）后的产物。与葡聚糖凝胶相比，虽然羟基的数目没有改变，但碳原子所占比例增加，故既有亲水性又有亲脂性，因此 Sephadex LH-20 凝胶不仅可在水中应用，也可在极性有机溶剂或它们与水组成的混合溶剂中膨润使用。此类凝胶除保留有葡聚糖凝胶的分子筛特性，可按分子量大小分离物质外，在由极性与非极性溶剂组成的混合溶剂中还可起到反相分配色谱的作用，适用于不同类型化合物的分离，在中药有效成分的分离中得到了越来越广泛的应用。

用过的 Sephadex LH-20 可以再生，柱子的洗脱过程往往就是凝胶的再生过程。暂时不用可以先用水洗，再用浓度渐增的醇洗，最后泡在醇中，放入磨口瓶中备用。长期不用时，可在上述处理的基础上，减压抽干，再用少量乙醚洗净并抽干，室温挥干乙醚至无醚味，60~80℃干燥后保存。

此外，商品凝胶还有丙烯酰胺凝胶（Sephacrylose）、琼脂糖凝胶（Sepharose）等。还有些凝胶在葡聚糖凝胶分子上引入各种离子交换基团，使其具有离子交换的性能，同时还保持凝胶的一些特点。如羧甲基交联葡聚糖凝胶（CM-Sephadex）、二乙氨基乙基交联葡聚糖凝胶（DEAE-Sephadex）等。

二、色谱法操作

高效液相色谱、高效气相色谱等有专著讲解，此处不作赘述，本书仅讲解学生实验室常用的薄层色谱、柱色谱和纸色谱。

（一）薄层色谱

薄层色谱也称薄层层析（thin-layer chromatography，TLC），是以涂布于载板上的支持物作为固定相，以合适的溶剂为流动相，对混合样品进行分离、鉴定和定量的一种层析分离方法。根据作固定相的支持物不同，可分为吸附薄层层析、分配薄层层析、离子交换薄层层析、凝聚薄层层析等。一般实验中应用较多的是以吸附剂为固定相的吸附薄层层析。

最常用的吸附剂是硅胶，薄层层析硅胶的规格有：G，H，GF254，HF254。H是Hard的简称，G是Glutinous的简称，F是Fluorescent的简称。硅胶H不含黏合剂，也不含荧光剂；硅胶G不含荧光剂，但含煅石膏黏合剂；硅胶HF254含荧光物质，可在波长为254纳米的紫外光下观察荧光；硅胶GF254既含有煅石膏又含有荧光剂，同样可在波长为254纳米的紫外光下观察荧光。常用的载板是玻璃板，一般规格为5cm×20cm，10cm×20cm或20cm×20cm。载板需要有一定的机械强度及化学惰性，且厚度均匀、表面平整，所以也可以用符合要求的铝箔及塑料板。

1. 制板 薄层板有市售也可以自制。手工制板分不含黏合剂的软板和含黏合剂的硬板两种。制板方法可以有干法和湿法：①干法制板：一般用的是氧化铝干粉，最简单的方法是用一根直径为1cm左右的玻璃棒，在玻璃棒两端缠几圈胶布，胶布的厚度依薄层的厚度而定。将玻璃板一端固定，再将吸附剂干粉在上面摊开，用缠好胶布的玻璃棒在玻璃板上将吸附剂沿一个方向推成薄层；②湿法制板：一般是将1份吸附剂和3份水在研钵中混合，向一个方向研磨成糊状，去除气泡后，倒入涂布器中，在玻璃板上平稳地移动涂布器进行涂布，或直接将糊状吸附剂倒在玻璃板上摊开，轻轻振动玻璃板使其均匀地分布成薄层（厚度0.2~0.3mm），将涂好薄层的玻璃板置水平台上室温晾干，活化后放在有干燥剂的干燥器中备用。

黏合剂：为了使吸附剂牢固地附着在载板上以增加薄层的机械强度，便于操作，需要时可以在吸附剂中加入合适的黏合剂，常用的有煅石膏、羧甲基纤维素钠（CMC）等。煅石膏的用量是吸附剂量的10%~15%，使用时按比例将二者混匀后加水调成糊状铺板。用羧甲基纤维素钠时，先将其配成0.5%~0.7%的水溶液，代替水调糊使用。

薄层板的活化：硅胶板活化温度为105~110℃，时间为30分钟，氧化铝板活化温度为150~160℃，时间为1~4小时。

2. 点样 在距底边1.5~2.0cm处设一基线（图3-2）。将样品制成一定浓度的溶液，用定量毛细管或微量注射器吸取溶液，点于基线上，溶液宜分次点加，每次点加干燥后再追加第二次，样点通常应为圆形，直径为2~4mm，点间距离约为1.5~2.0cm，视斑点扩散情况，以不影响检出为宜。点样时必须注意勿损伤薄层表面。

3. 展开 一般层析缸应密闭不透气，多用上行展开法。即在层析缸内倒入流动相，这里常称为展开剂，饱和后，放入点好样品的薄层板，薄层板浸入展开剂的深度为距板底边0.5~1.0cm，切勿将点样点浸入展开剂中，盖好层析缸盖子（图3-2）。待展开至实验要求的距离，取出薄层板，记下溶剂前沿，挥干溶剂，

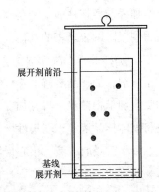

图3-2 薄层色谱示意图

检测。

若一次单向展开各组分分离不完全,可进行二次或多次展开。即在第一次展开后,取出薄层板,挥干溶剂,再次放入层析缸中,此时可用相同的展开剂,也可以换一种。对于成分极其复杂的样品,还可以用双向展开,即先向一个方向展开,取出,挥干溶剂,将薄层板转90°,再用原展开剂或另一种展开剂进行展开。

4. 检测 对于有色物质可以直接观察并计算斑点的比移值 R_f(R_f = 点样点中心至斑点中心的距离/点样点中心至展开剂前沿的距离),对无色物质则需要用物理或化学方法使之显色。常用的显色方法有三种。第一,利用紫外灯,即把薄层板放在紫外灯下观察,有紫外吸收的化合物会显出斑点;若铺板用的是含有荧光指示剂的硅胶,如硅胶 GF 等,在紫外灯下整个板会出现荧光,有斑点的地方则变暗,用针在斑点周围刺孔做好标记。第二,喷各种显色剂,对已知物质可用有针对性的专用显色剂,对未知物的检测可用通用显色剂,如浓硫酸等,多数有机物喷浓硫酸后会出现棕或黑色斑点。第三,蒸气熏,如碘蒸气,把碘放在层析缸中,盖严,蒸气会充满整个层析缸,再将欲显色的薄层板放入,即可显出色点位置。

(二)柱色谱

柱色谱(column chromatography)以吸附柱色谱为例,色谱柱应为内径均匀、下端配有旋塞的硬质玻璃管(也可用聚乙烯柱或 PVC 柱),为保证良好的分离效果,吸附剂颗粒应尽可能保持大小均匀,一般分离多用 0.05~0.15mm 直径的颗粒,用量为样品量的 30~40 倍。至于色谱柱的大小、吸附剂的品种以及洗脱时的流速等,需依照原理按具体情况反复试验确定。另外,试验时应注意吸附剂活性对分离效果的影响。

1. 装柱 将吸附剂与极性最弱的洗脱剂混合调成糊状,充分搅拌除去气泡,装柱前,可在柱下端垫少量脱脂棉。在柱内装入少量极性最弱的洗脱剂,打开柱子下端活塞,缓缓将调好的吸附剂糊加到色谱柱中,应尽可能连续均匀地一次加完。期间不停地轻敲柱子,减少气泡,然后用少量洗脱剂将吸附于管壁的吸附剂洗下,并使色谱柱中的吸附剂表面平整,关闭旋塞。操作过程中不可干柱,即柱中吸附剂表面应始终保持有洗脱剂。

加样前要把柱面上液层高度降至 0.1~1 cm,用收集的溶剂反复循环通过柱体几次,便可得到沉降的较紧密的柱体。

2. 加样 分干法和湿法。干法是将样品溶于适当的溶剂中,然后与少量吸附剂混匀,挥干溶剂,如样品溶解的不好,可将其与适量的吸附剂在乳钵中研磨混匀。此时混有样品的吸附剂呈松散状,将其加在上述已装好的色谱柱上面,注意样品层表面保持平整。湿法是将固体样品溶解于弱极性溶剂中使之成为浓溶液,将柱内液面降到与柱面相齐,关闭柱子,用滴管吸取溶液,小心地沿色谱柱管壁均匀地加到柱顶上。加完后再用少量溶剂把容器和滴管冲洗净并全部加到柱内,再用溶剂把黏附在管壁上的样品溶液冲洗下去。慢慢打开活塞,调整液面和柱内吸附剂相平。

关好活塞,在样品上压上少量空白吸附剂或石英砂等,避免洗脱时样品层被冲变形。

3. 洗脱 色谱柱上端放一滴液漏斗,加入洗脱剂,开始洗脱。注意不可让洗脱剂冲毁层面,洗脱速度按照具体实验要求操作,不可过慢或过快。若洗脱剂流速太慢,可适当加压或减压,以加快洗脱速度。在洗脱过程中,调整添加洗脱剂的速度与洗脱速度一致,以保持柱内液面的高度恒定。

4. 收集 如果样品组分有颜色,可根据不同的色带分别收集,若没有颜色,一般采用等份连续收集,每份流出液的体积毫升数约等于吸附剂的克数。若洗脱剂的极性较强,或者各成分结构很相似时,每份收集量就要少一些,对于梯度洗脱应标记不同溶剂的分界管号;再用薄层色谱或其他方法鉴定各段洗脱液的成分,合并 Rf 值相同者;最后将洗脱剂蒸除即可得到较纯的组分。柱色谱装置见图 3-3。

另外,还有干柱色谱,属于液-固层析的范畴。原理与不加黏合剂的薄层色谱相同,因此薄层的分离条件基本可以套用到干柱色谱上。干柱色谱多用塑料柱,首先将干燥的吸附剂用小漏斗均匀地装入层析柱中,干法上样,然后用洗脱剂洗脱展开至柱底即可,对有颜色的物质,可以直接将已分离的各色带切开,有荧光的物质可在紫外线灯下切分色带,取需要的部分,用溶剂回流提取,即得纯化产物。

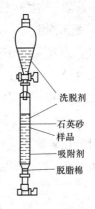

图 3-3 柱色谱装置示意图

(三) 纸色谱

纸色谱(paper chromatography, PC)的原理比较复杂,涉及分配、吸附等机制,但分配机制起主要作用,所以一般认为纸色谱属于液-液分配色谱。滤纸是载体,固定相为纸上所含水分,流动相为有机溶剂,即展开剂。

所用滤纸应质地均匀、平整,具有一定机械强度,不含影响色谱效果的杂质,也不应与所用显色剂起作用,必要时可做特殊处理后再用。展开容器与薄层色谱类似,通常为圆形或长方形玻璃缸,缸上具有磨口玻璃盖,应能密闭。展开方式有上行法、下行法、圆形展开等。纸色谱检测方法与薄层色谱相似,但一般不用浓硫酸,因其会使滤纸炭化。

1. 条形滤纸

(1) 点样 取适当的色谱滤纸按纤维长丝方向切成适当大小的纸条,离纸条一端约 2.5cm 处用铅笔画一点样基线,点样方法与薄层相同。

(2) 展开 ①上行法:设法在层析缸盖上安置一悬钩,以便将点样后的条形滤纸挂在钩上(图 3-4)。必要时也可将滤纸卷成筒形,直接放入层析缸。层析缸内加入适量展开剂,放置,待蒸气饱和后,再将悬挂的滤纸放下,浸入展开剂约 0.5cm 即可,展开剂经毛细管作用沿滤纸上升,一般展开至 15cm 后,取出,标记溶剂前沿,晾干,按规定

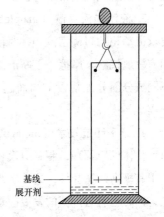

图 3-4 纸色谱上行法示意图

方法检视；②下行法：设法将溶剂槽置于层析缸上端，将点样后的滤纸条的点样端放在溶剂槽内，使其自然下垂。层析开始前，层析缸底部放一装有展开剂的平皿，待层析缸内蒸气饱和后，向上端的溶剂槽内添加展开剂，使之浸没槽内滤纸（溶剂不可没过点样基线），展开剂即经毛细管作用沿滤纸移动进行展开，至规定距离后，取出滤纸，标记溶剂前沿，晾干，按规定方法检视。

2. 圆形滤纸

（1）点样　在圆形滤纸中心用铅笔画一半径为2cm的圆作为基线，再按样品数将其平分成几等份，点样。

（2）展开　在圆形滤纸中心穿一小孔，孔中放一纸芯（纸芯一端剪成流苏状），吸展开剂。将点好样、装好纸芯的滤纸平放在平面皿内，皿底放展开剂，上面再盖一块平面皿使密封，开始展开，至规定距离后，取出滤纸，标记溶剂前沿，晾干，按规定方法检视，色点为弧形。

第九节　天然药物化学成分分离新技术简介

1. 高速逆流色谱（high-speed counter current chromatography，HSCCC）　两种互不相溶的溶剂在高速旋转的螺旋管中单向分布，其中一项作为固定相，由恒流泵输送载有样品的流动相穿过固定相，利用样品在两相中分配系数的不同实现分离。HSCCC操作简单易行，应用范围很广，无需固相载体，分离速度快，产品纯度高，适用于制备型分离。

2. 高效液相色谱（high performance liquid chromatography，HPLC）　高效液相色谱分离原理与常规柱色谱相同，但采用了微粒型填充剂和高压匀浆装柱技术。洗脱剂由高压输液泵压入柱内，并配有高灵敏度的检测器和自动描记及收集装置，使它在分离速度和效能等方面远远超过常规柱色谱，具有高效化、高速化和自动化的特点。

3. 液滴逆流色谱（droplet counter current chromatography，DCCC）　液滴逆流色谱要求流动相通过固定液相柱时能形成液滴。流动相形成的液滴在细的分配萃取管中与固定相有效地接触、摩擦，不断形成新的表面，促进溶质在两相溶剂中的分配，使混合物中的不同成分因分配系数不同而达到分离。该法适用于各种极性较强的天然药物化学成分的分离。

4. 分子印迹技术（molecular imprinting technology，MIT）　分子印迹技术模仿天然抗原-抗体反应原理，制备对模板分子具有预定选择性的分子印迹聚合物。MIT最大的特点在于其极高的选择性，这在实现快速、高效地筛选、分离中药活性成分中显示了独特的优势，同时也有着广阔的发展前景。

5. 膜分离技术（membrane separation，MS）　利用具有选择性的薄膜，以外界能量或化学位差为推动力，对双组分或多组分混合物进行分离、分级、提纯或富集的技术。与传统过滤的不同在于，膜可以在分子范围内进行分离，多数中药有效成分分子量较小，与杂质有较大差别，而膜分离技术正是利用膜孔径的大小特征对物质进行分离。膜的孔径一般为微米级，依据其孔径（或称为截留分子量）的不同，可将膜分为微滤膜（MF）、超滤膜（UF）、纳滤膜（NF）和反渗透膜（RO）等；根据材料的不同，可分为天然膜、无机膜和有机膜。

下篇
天然药物化学实验实例

>>>

第一章 经典实验

第一节 秦皮中七叶苷和七叶内酯的提取、分离和鉴定

【药材简介】

秦皮为木犀科白蜡树属植物白蜡树、苦枥白蜡树、尖叶白蜡树或宿柱白蜡树的干燥枝皮或树皮。主要用作清热燥湿、收涩止痢药，也可凉肝明目，止咳平喘。

秦皮中含有多种香豆素类成分，其中主要有七叶苷、七叶内酯、秦皮苷及秦皮素等，其香豆素成分的抗菌消炎活性较好，其中七叶内酯治疗菌痢、急性肠炎的同时还兼有退热作用，由于无苦味且副作用小而适合儿童服用。秦皮中除香豆素外，还含有皂苷、鞣质等成分。

秦皮中主要成分如下所述。

1. 七叶苷（esculin） 又称马粟树皮苷，白色粉末状结晶，熔点为205～206℃，易溶于热水（1∶15），可溶于乙醇（1∶24），微溶于冷水（1∶610），难溶于乙酸乙酯，不溶于三氯甲烷、乙醚，在稀酸水中可水解，水溶液可见蓝色荧光。

2. 七叶内酯（esculetin） 又称马粟树皮素，黄色针晶，熔点为268～270℃，易溶于热乙醇及氢氧化钠水溶液，微溶于冷乙醇、冷水、乙酸乙酯，不溶于乙醚、三氯甲烷。

3. 秦皮苷（fraxin） 熔点为205℃。

4. 秦皮素（fraxetin） 熔点为227～228℃。

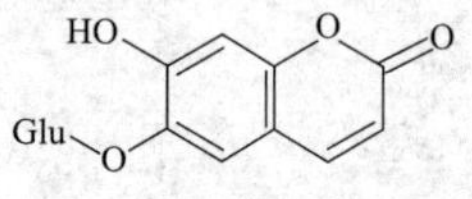

七叶苷 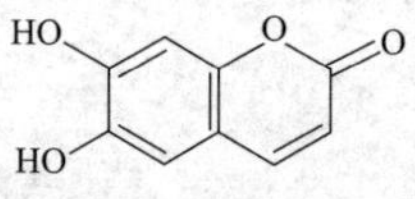　　七叶内酯 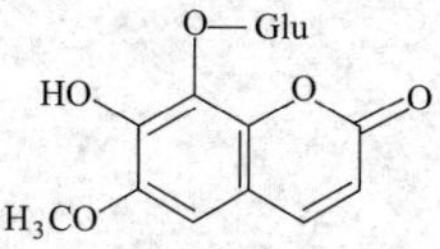　　秦皮苷 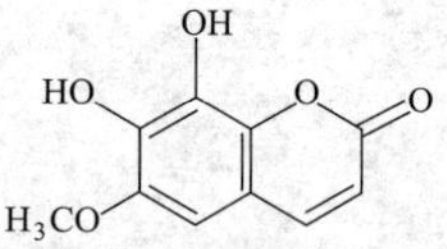　　秦皮素

【实验目的】

1. 掌握溶剂法提取分离七叶苷和七叶内酯的方法。
2. 掌握检识香豆素类化合物的方法。

【实验原理】

秦皮中的七叶苷和七叶内酯均能溶于热乙醇，可用乙醇加热回流提取这两个成分，再

利用七叶苷和七叶内酯在乙酸乙酯中溶解度不同而达到分离的目的。

【实验用品】

市售秦皮粗粉（150g），电热套1000ml（1个），水浴锅（1个），天平1000g/0.1g（1台），循环水式多用真空泵（1台），三用紫外分析仪（1台），超声波清洗器（1台），恒温干燥箱（1台），研钵Φ15cm（1个），索氏提取器250ml（1套），锥形瓶1000ml（1个），锥形瓶500ml（1个），分液漏斗500ml（1个），氨水AR 500ml（1瓶），铁架台（1个），铜十字夹（1个），铁夹（1个），铁圈6.5cm（1个），药匙（1个），大铁勺（1个），剪刀（1把），烧杯1000ml（1个），烧杯500ml（1个），玻璃棒25cm（1个），下口瓶10L（1个），滴管15cm（1个），保鲜膜（1卷），广泛pH试纸（1包），抽滤瓶垫（1个），抽滤瓶500ml（1个），布氏漏斗Φ100mm（1个），滤纸Φ9cm（1盒），量筒500ml（1个），量筒100ml（1个），量筒10ml（1个），洗瓶500ml（1个），吹风机（1个），直尺20cm（1把），喷雾瓶50ml（1个），玻璃漏斗Φ9cm（1个），三氯甲烷AR 500ml（1瓶），甲苯AR 500ml（30ml），95%乙醇2500ml（1桶），甲醇AR 500ml（1瓶），乙醚AR 500ml（1瓶），展开缸100×200mm（1个），乙酸乙酯AR 500ml（3瓶），甲酸乙酯AR 500ml（1瓶），毛细点样管内径0.5mm（1桶），洗耳球（1个），CMC-Na AR（8g），玻璃板50×200mm（1个），氢氧化钠AR（50g），硅胶G 500g（1瓶），三氯化铁AR（4g），氨水AR 500ml（1瓶），盐酸羟胺AR（5g），圆底烧瓶1000ml（1个），球形冷凝管30cm（1个），直形冷凝管30cm（1个），大接小24、29口（1个），大接小19、24口（1个），蒸馏弯头19口（1个），接收器19口（1个），搅拌器套管19口（1个），尖嘴玻璃管55cm（1个），沸石（1袋），乳胶管（1包），七叶苷和七叶内酯对照品含量≥98%（20mg）。

【实验内容】

（一）提取

取秦皮粗粉150g，以滤纸包好置于索氏提取器中，加400ml乙醇加热回流2~3小时，得乙醇提取液。减压回收提取液的溶剂至浸膏状，得到秦皮总提取物。

（二）分离

1. 七叶内酯的分离 在秦皮总提物浸膏中加入40~50ml水加热溶解，移入分液漏斗中，以等体积三氯甲烷萃取两次，三氯甲烷萃取过的水层加热蒸发挥去残留三氯甲烷，加等体积乙酸乙酯萃取两次，合并乙酸乙酯萃取液以无水硫酸钠脱水后减压回收溶剂至干。残留物以热甲醇溶解，稍浓缩后静置析晶，可见黄色针晶析出。取结晶以水、甲醇、水反复多次重结晶，可得七叶内酯。

2. 七叶苷的分离 将上述操作中乙酸乙酯萃取过的水层浓缩，静置析晶，可得浅黄色结晶析出，以甲醇、水反重复结晶，可得七叶苷。

（三）鉴定

1. 荧光观察 取自制七叶苷、七叶内酯甲醇溶液，分别滴加少量于滤纸上，于254nm紫外灯下观察荧光颜色，然后在原斑点上滴加少量氢氧化钠溶液，观察记录荧光变化。

2. 化学检识

（1）异羟肟酸铁反应 取少量七叶苷和七叶内酯分置于试管中，加入盐酸羟胺甲醇溶液2~3滴，再加入1%氢氧化钠甲醇溶液2~3滴，水浴加热至反应完全，冷却后用HCl溶液调节pH=3~4，滴加1% $FeCl_3$ 1~2滴，溶液呈现红色~紫红色。

（2）$FeCl_3$ 试验 取少量七叶苷和七叶内酯分置于试管中，以乙醇1ml溶解。加1% $FeCl_3$ 溶液2~3滴，呈暗绿色。再滴加浓氨水2~3滴，加入6ml水，振摇，日光下观察其颜色变化，逐渐呈现深红色。

3. 薄层鉴定

（1）吸附剂：硅胶G薄层板。

（2）样品：自制七叶苷、七叶内酯及七叶苷和七叶内酯的对照品甲醇溶液。

（3）展开剂：甲酸 – 甲酸乙酯 – 甲苯（1:4:5）。

（4）显色：①紫外灯（254nm）下观察，七叶苷为灰色荧光，七叶内酯为灰褐色荧光；②喷以重氮化对硝基苯胺喷雾，七叶苷和七叶内酯均呈浅棕红色。

【注意事项】

1. 商品秦皮伪品较多，部分伪品种类中不含香豆素，选取原料时应注意与原植物品种区分。实验时应注意，秦皮品种来源多，且不同产地秦皮质量差异较大，七叶苷和七叶内酯含量差别较大。

2. 香豆素类化合物多数在紫外灯下可观察到荧光，可以此鉴别。

【实验报告】

1. 绘制实验流程图、主要装置图及TLC检视图。
2. 简述香豆素类化合物的提取方法。
3. 简述异羟肟酸铁反应机制。
4. 判别中药中是否含有香豆素类成分的最简便方法是什么？

第二节 补骨脂中补骨脂素和异补骨脂素的提取、分离和鉴定

【药材简介】

补骨脂为豆科植物补骨脂的成熟果实,具有补肾助阳、温中止泻的作用。主治肾虚阳痿、遗精遗尿、腰膝冷痛等症;外用为治疗白癜风常用药。补骨脂中含有多种香豆素和黄酮类成分,主要有补骨脂素、异补骨脂素、补骨脂甲素、补骨脂乙素、补骨脂次素等。药理研究证实,补骨脂中黄酮类成分有明显扩冠作用;而补骨脂中的香豆素类成分被认为是治疗白癜风的有效成分,如补骨脂素和异补骨脂素被证实有致光敏作用,配合光照治疗白癜风有一定疗效,是补骨脂制剂(补骨脂注射液、制斑素及复方补骨脂酊)中的主要成分。

补骨脂中主要成分如下所述。

1. 补骨脂素(psoralen) 无色针晶,熔点为189~190℃。有挥发性,易溶于乙醇、三氯甲烷、丙酮、苯,微溶于水、石油醚、乙醚。

2. 异补骨脂素(isopsoralen) 无色针晶,熔点为138~140℃。溶解度与补骨脂素基本相同,难溶于石油醚。

3. 补骨脂次素(psoralidin) 熔点为292℃。

4. 补骨脂甲素(bavachin,corylifolin) 又称补骨脂双氢黄酮,无色结晶,熔点为191~192℃。

5. 补骨脂乙素(isobavachalcone,corylifolinin) 又称异补骨脂查尔酮,黄色针晶,熔点为154~156℃。

【实验目的】

1. 掌握溶剂法提取分离呋喃香豆素类化合物的方法。
2. 通过从补骨脂中分离补骨脂素和异补骨脂素,掌握干柱色谱法的应用。
3. 掌握鉴定香豆素类成分的方法。

【实验原理】

根据内酯类化合物在有机溶剂中溶解度大,在水中溶解度小的性质,利用乙醇提取补骨脂素和异补骨脂素。依据两化合物极性的不同,对同一吸附剂的吸附能力不同而通过吸附色谱(氧化铝干柱)分离。

【实验用品】

市售补骨脂粗粉(200g),电热套1000ml(1个),水浴锅(1个),天平1000g/0.1g(1台),循环水式多用真空泵(1台),三用紫外分析仪(1台),超声波清洗器(1台),恒温干燥箱(1台),研钵Φ15cm(1个),锥形瓶1000ml(1个),锥形瓶500ml(1个),铁架台(1个),铜十字夹(1个),铁夹(1个),铁圈6.5cm(1个),药匙(1个),大铁勺(1个),剪刀(1把),烧杯1000ml(1个),烧杯500ml(1个),玻璃棒25cm(1个),下口瓶10L(1个),滴管15cm(1个),保鲜膜(1卷),广泛pH试纸(1包),抽滤瓶垫(1个),抽滤瓶500ml(1个),布氏漏斗Φ100mm(1个),滤纸Φ9cm(1盒),量筒500ml(1个),量筒100ml(1个),量筒10ml(1个),洗瓶500ml(1个),吹风机(1个),直尺20cm(1把),喷雾瓶50ml(1个),玻璃漏斗Φ9cm(1个),三氯甲烷AR 500ml(1瓶),苯AR 500ml(30ml),95%乙醇2500ml(1桶),甲醇AR 500ml(1瓶),丙酮AR 500ml(1瓶),石油醚60~90℃ AR 500ml(1瓶),展开缸100mm×200mm(1个),乙酸乙酯AR 500ml(1瓶),毛细点样管内径0.5mm(1桶),洗耳球(1个),CMC-Na AR(8g),玻璃板50mm×200mm(1个),氢氧化钠AR(50g),硅胶G 500g(1瓶),三氯化铁AR(4g),盐酸羟胺AR(5g),圆底烧瓶1000ml(1个),中性氧化铝(200~300目)(500g),球形冷凝管30cm(1个),直形冷凝管30cm(1个),大接小24、29口(1个),大接小19、24口(1个),蒸馏弯头19口(1个),接收器19口(1个),搅拌器套管19口(1个),活性炭500g(1瓶),尖嘴玻璃管55cm(1个),沸石(1袋),乳胶管(1包),补骨脂素和异补骨脂素对照品含量≥98%(20mg)。

【实验内容】

(一)提取

取补骨脂粗粉200g,用50%乙醇1500ml超声波震荡提取多次(30分钟×3),过滤,合并三次滤液,回收乙醇至无醇味,放置过夜后,弃去上清,取棕黑色黏稠物,加20倍量甲醇多次回流(15分钟×4)。趁热过滤,合并滤液并适当浓缩析晶,80℃以下干燥得到补骨脂香豆素粗品。

（二）精制

将补骨脂香豆素粗品以适量甲醇溶解后，用活性炭脱色，加热煮沸 5 分钟，趁热过滤，滤液冷却后静置析晶，80℃以下干燥得到精制补骨脂香豆素。

（三）补骨脂素和异补骨脂素的分离

取中性氧化铝 12g，以小漏斗均匀装入玻璃层析柱中。将精制补骨脂香豆素 0.2g 以适量甲醇溶解，以 0.5g 氧化铝拌样，60℃以下烘干后加入到层析柱柱床上，另加保护层、滤纸及脱脂棉以保护样品层。以苯 – 石油醚 – 丙酮（40∶10∶1）作为洗脱剂，洗脱展开至柱底后以紫外灯（365nm）检视，截取两端蓝色荧光色带，分别用甲醇回流提取后过滤，回收溶剂，浓缩析晶，即得补骨脂素和异补骨脂素。

（四）鉴定

1. 显色反应

（1）异羟肟酸铁反应：取少量自制补骨脂素和异补骨脂素分置于试管中，加入 1mol/L 盐酸羟胺甲醇溶液 2～3 滴，再加入 1% 氢氧化钠甲醇溶液 2～3 滴，水浴加热至反应完全，冷却后用 5% HCl 溶液调节 pH = 3～4，滴加 1% $FeCl_3$ 1～2 滴，溶液呈现红色至紫红色。

（2）开闭环试验：取少量样品加稀氢氧化钠溶液 2ml，加热，观察记录现象，样品开环成盐逐渐溶解澄清；再加入稀盐酸 1ml，观察记录现象，样品回复内酯结构析出浑浊。

（3）观察荧光：取少量样品溶解于三氯甲烷，点少量于滤纸，紫外光灯（365nm）下观察荧光，应显示蓝色荧光。

2. 补骨脂素和异补骨脂素 TLC 鉴定

（1）吸附剂：硅胶 H 薄层板。

（2）样品：自制补骨脂素、异补骨脂素及补骨脂素和异补骨脂素对照品甲醇溶液。

（3）展开剂：苯 – 乙酸乙酯（9∶1）或苯 – 石油醚 – 丙酮（40∶10∶1）。

（4）显色：紫外灯（365nm）下检视，斑点应显蓝色。

【注意事项】

1. 实验所选取原料应用未经炮制的补骨脂果实，炮制过程会使补骨脂素和异补骨脂素含量降低。

2. 依据香豆素类化合物的特点，也可用碱溶酸沉法（内酯开闭环），但补骨脂种子中含有较多油脂类成分易皂化；同时多糖类成分的存在会形成胶状物而无法过滤，影响分离产率。

【实验报告】

1. 绘制实验流程图、主要装置图及 TLC 检视图。
2. 简述香豆素类化合物的提取方法。

3. 简述异羟肟酸铁反应机制。

第三节 厚朴中木脂素成分的提取、分离和鉴定

【药材简介】

厚朴是木兰科植物厚朴或凹叶厚朴（温朴）的干燥干皮、根皮和枝皮。厚朴作为国家二类保护植物和二类保护野生中药材，最佳采收期在树龄20~30年间，因为资源供应不足，大量树龄不足的厚朴被提前砍伐，使其中活性成分含量降低，质量下降。中国2015版药典规定厚朴药材需含有效成分厚朴酚、和厚朴酚总量已由3%降至2%。市场上代用品主要以木兰科木兰属和木莲属植物为来源，其厚朴酚、和厚朴酚含量非常低。厚朴中酚类物质约含5%，主要包括厚朴酚、和厚朴酚、异厚朴酚等，另外厚朴还含有挥发油及生物碱类成分。厚朴酚为木脂素类成分，研究发现其具有中枢神经抑制、肌肉松弛和对应激性溃疡的预防作用；同时还有抗菌和抗龋齿作用。目前拓展用药资源的研究发现，厚朴叶中厚朴酚、和厚朴酚含量约为厚朴皮的16%~17%。

厚朴中主要成分如下所述。

1. 厚朴酚（magnolol） 无色针晶或片晶，熔点为101~102℃，易溶于甲醇、乙醇、三氯甲烷、乙酸乙酯等有机溶剂，不溶于水，可溶于苛性碱溶液。

2. 和厚朴酚（honokiol） 厚朴酚的同分异构体。无色针晶，熔点为85~86℃，易溶于甲醇、乙醇、三氯甲烷、苯、乙酸乙酯等有机溶剂，可溶于苛性碱溶液，不溶于水。

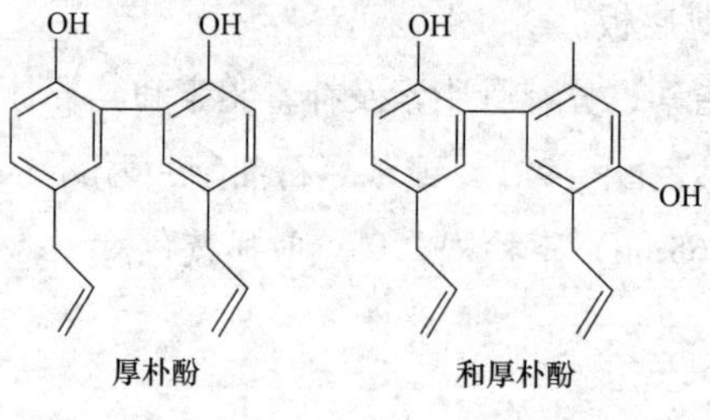

厚朴酚　　　　　和厚朴酚

【实验目的】

1. 掌握渗漉法的操作要点。
2. 学习碱溶酸沉法提取分离酚性成分的方法。

【实验原理】

利用厚朴酚、和厚朴酚的酚性，采用碱溶酸沉法提取并与杂质分离。

【实验用品】

市售厚朴粗粉（100g），电热套1000ml（1个），水浴锅（1个），天平1000g/0.1g（1台），循环水式多用真空泵（1台），渗漉筒90×300mm（1个），三用紫外分析仪（1台），超声波清洗器（1台），水蒸气蒸馏器（1套），恒温干燥箱（1台），玻璃层析柱（2cm×30cm）（1个），研钵Φ15cm（1个），锥形瓶1000ml（1个），锥形瓶500ml（1个），铁架台（1个），铜十字夹（1个），铁夹（1个），铁圈6.5cm（1个），药匙（1个），大铁勺（1个），剪刀（1把），烧杯1000ml（1个），生石灰粉AR（150g），烧杯500ml（1个），玻璃棒25cm（1个），下口瓶10L（1个），滴管15cm（1个），保鲜膜（1卷），广泛pH试纸（1包），抽滤瓶垫（1个），抽滤瓶500ml（1个），布氏漏斗Φ100mm（1个），滤纸Φ9cm（1盒），量筒500ml（1个），量筒100ml（1个），量筒10ml（1个），洗瓶500ml（1个），吹风机（1个），直尺20cm（1把），喷雾瓶50ml（1个），玻璃漏斗Φ9cm（1个），三氯甲烷AR 500ml（1瓶），甲醇AR 500ml（1瓶），浓盐酸AR 500ml（1瓶），苯AR 500ml（1瓶），无水乙醇AR 500ml（1瓶），环己烷AR 500ml（1瓶），乙醚AR 500ml（1瓶），乙酸乙酯AR 500ml（1瓶），展开缸100×200mm（1个），毛细点样管内径0.5mm（1桶），洗耳球（1个），CMC-Na AR（8g），玻璃板50×200mm（1个），硅胶G 500g（1瓶），圆底烧瓶1000ml（1个），球形冷凝管30cm（1个），直形冷凝管30cm（1个），大接小24、29口（1个），大接小19、24口（1个），蒸馏弯头19口（1个），接收器19口（1个），搅拌器套管19口（1个），香草醛AR（5g），三氯化铁AR（5g），间苯三酚AR（5g），尖嘴玻璃管55cm（1个），沸石（1袋），乳胶管（1包），厚朴酚对照品含量≥98%（20mg）。

【实验内容】

（一）提取分离

取厚朴粗粉100g，与生石灰粉20g混匀，装入渗漉筒中，轻敲使其均匀分布。药粉上覆盖一圆形滤纸（直径比渗漉筒内径略小），并压上包裹少许玻璃沸石的纱布包，加150ml蒸馏水湿润全部药粉，静置2小时。用3L蒸馏水渗漉，收集渗漉液放置过夜。

（二）分离精制

取上清渗漉液边搅拌边加盐酸调至pH=2~3，沉淀完全后滤取沉淀，用水洗至中性，干燥后，将沉淀物置圆底烧瓶中，用8倍量环己烷回流20分钟，趁热过滤，滤液回收溶剂至适量，静置析晶，抽滤得粗晶Ⅰ，母液再静置析晶后抽滤得粗晶Ⅱ，两次结晶分别用环己烷重结晶。取结晶作TLC色谱鉴定。

（三）鉴定

1. 显色反应

（1）三氯化铁反应：取少量结晶，滴加5%三氯化铁甲醇溶液，结晶溶解而显蓝黑色。

(2) 间苯三酚试验：取少量结晶置试管内，加2ml甲醇使溶解，滴加间苯三酚盐酸溶液（取10%间苯三酚醇溶液1ml，加盐酸9ml制成），生成红色沉淀。

2. 薄层鉴定

（1）吸附剂：硅胶G薄层板。

（2）展开剂：苯–甲醇（27∶1）。

（3）样品：结晶Ⅰ、Ⅱ与厚朴酚对照品甲醇溶液。

（4）显色：紫外灯（254、365nm分别检识）；5%香草醛–硫酸喷雾后热风吹至斑点清晰。

【注意事项】

1. 厚朴的代用品及混杂品多，选择实验原料时须注意原植物品种。

2. 药材产地与品种不同，厚朴酚、和厚朴酚的含量与比例均不同，可根据实验需求调整原料用量。

【实验报告】

1. 绘制实验流程图、主要装置图及TLC检视图。

2. 有哪些方法可提取厚朴酚？渗漉提取法的优点有哪些？

3. 如何鉴别木脂素类成分？

第四节 牡丹皮中丹皮酚的提取、分离和鉴定

【药材简介】

牡丹皮为毛茛科植物牡丹的干燥根皮。有清热凉血、活血化瘀的作用，用于夜热早凉，经闭痛经，温毒发斑，吐血呕血，肿痛疮毒，跌打损伤等症。主要含有丹皮酚、牡丹酚苷（丹皮酚苷）、牡丹酚原苷（丹皮酚原苷）、牡丹酚新苷、芍药苷等，以丹皮酚（含量1%~2%）为主要有效成分，具有降压、镇静、抗菌、消炎和抗血栓等多种活性。

牡丹皮中主要成分如下所述。

1. 丹皮酚（paeonol） 白色针晶，熔点为49~50℃，水溶性较差，具有挥发性，能随水蒸气蒸馏，能溶于甲醇、乙醇、乙醚、丙酮，微溶于三氯甲烷、苯等。

2. 丹皮酚苷（paeonoside） 无色柱晶，熔点为81~82℃，可溶于水、甲醇、乙醇、丙酮、乙酸乙酯，微溶于石油醚、三氯甲烷、苯等。

3. 丹皮酚原苷（paeonolide） 无色柱晶，熔点为157~158℃，可溶于水、甲醇、乙醇、乙酸乙酯、丙酮，难溶于苯、三氯甲烷、石油醚等。

丹皮酚　　　R=H
丹皮酚苷　　R=glc
丹皮酚原苷　R=glc-ara

【实验目的】

1. 掌握从牡丹皮中用水蒸气蒸馏法提取丹皮酚的方法。
2. 掌握丹皮酚的检识方法。

【实验原理】

丹皮酚有挥发性,可随水蒸气蒸馏,在冷水中难溶,因此冷却后可析出结晶。

【实验用品】

市售牡丹皮粗粉（150g），电热套1000ml（1个），水浴锅（1个），天平1000g/0.1g（1台），循环水式多用真空泵（1台），三用紫外分析仪（1台），超声波清洗器（1台），水蒸气蒸馏器（1套），恒温干燥箱（1台），玻璃层析柱（2cm×30cm）（1个），研钵Φ15cm（1个），锥形瓶1000ml（1个），锥形瓶500ml（1个），铁架台（1个），铜十字夹（1个），铁夹（1个），铁圈6.5cm（1个），药匙（1个），大铁勺（1个），剪刀（1把），烧杯1000ml（1个），烧杯500ml（1个），玻璃棒25cm（1个），下口瓶10L（1个），滴管15cm（1个），保鲜膜（1卷），广泛pH试纸（1包），抽滤瓶垫（1个），抽滤瓶500ml（1个），布氏漏斗Φ100mm（1个），滤纸Φ9cm（1盒），量筒500ml（1个），量筒100ml（1个），量筒10ml（1个），洗瓶500ml（1个），吹风机（1个），直尺20cm（1把），喷雾瓶50ml（1个），玻璃漏斗Φ9cm（1个），三氯甲烷AR 500ml（1瓶），无水乙醇AR 500ml（1瓶），环己烷AR 500ml（1瓶），乙醚AR 500ml（1瓶），乙酸乙酯AR 500ml（1瓶），展开缸100×200mm（1个），毛细点样管内径0.5mm（1桶），洗耳球（1个），CMC-Na AR（8g），玻璃板50×200mm（1个），硅胶G 500g（1瓶），圆底烧瓶1000ml（1个），球形冷凝管30cm（1个），直形冷凝管30cm（1个），大接小24、29口（1个），大接小19、24口（1个），蒸馏弯头19口（1个），接收器19口（1个），搅拌器套管19口（1个），活性炭500g（1瓶），氯化钠AR（5g），三氯化铁AR（5g），尖嘴玻璃管55cm（1个），沸石（1袋），乳胶管（1包），丹皮酚对照品含量≥98%（20mg）。

【实验内容】

（一）提取分离

取市售丹皮粗粉150g粉碎,置于2000ml圆底烧瓶中,加入700ml蒸馏水、10ml乙醇和40g氯化钠浸润1小时,用水蒸气蒸馏,收集蒸馏液300ml,蒸馏液放冷过夜,有白色针晶析出，滤取结晶，干燥，称重。若结晶纯度低，可加入粗晶 15 倍量（V/W）的 95%乙醇溶解后抽滤，滤液中加入 4 倍量的蒸馏水后溶液呈乳白色，静置后有白色针晶析出。若只有油珠状物质沉出而无白色结晶生成，可在蒸馏液中加入少量晶种，摩擦瓶壁后，丹皮酚结晶便可析出。或用乙醚多次萃取蒸馏液，合并萃取液并以无水硫酸钠脱水。回收乙醚至 1~2ml，静置析晶，抽滤后以少量水洗结晶，置干燥器中干燥后称重。

（二）鉴定

1. 显色反应

（1）与三氯化铁反应：取少量丹皮酚结晶，滴加 5%三氯化铁乙醇溶液，结晶溶解而显暗紫色。

（2）与浓硝酸反应：取少量丹皮酚结晶，滴加浓硝酸数滴，显红棕色。

2. 薄层鉴定

（1）吸附剂：硅胶 G 薄层板。

（2）展开剂：环己烷-三氯甲烷-无水乙醇（7:3:1）或环己烷-乙酸乙酯（3:1）。

（3）样品：自制丹皮酚及丹皮酚对照品乙醇溶液。

（4）显色：以 5%三氯化铁醇溶液喷雾，并用热风吹至斑点清晰。

【注意事项】

1. 不同产地和采收季节的牡丹皮中丹皮酚含量差异较大，春、秋季采收川产牡丹皮中丹皮酚含量较高，实验时可依据含量调整原料药材用量。

2. 提取分离步骤加入氯化钠的作用是加快蒸馏速度。

3. 制备所得丹皮酚应在干燥、密闭及避光条件下保存。

【实验报告】

1. 绘制实验流程图、主要装置图及 TLC 检视图。

2. 简述水蒸气蒸馏法适用于何种成分的提取。

3. 精制丹皮酚时为何在丹皮酚醇溶液中加水？

第五节 虎杖中蒽醌苷元的提取、分离和鉴定

【药材简介】

虎杖为蓼科植物虎杖的干燥根茎和根，别名阴阳莲、花斑竹。味苦、性微寒。可清热解毒、祛风利湿、散瘀定痛、化痰止咳。近年来用于治疗烫伤、经闭、湿热黄疸、跌打损伤、风湿痹痛、升高白细胞和血小板等。其主要成分为游离蒽醌和蒽醌苷。主要有大黄酸、大黄素、大黄素甲醚、大黄酚、蒽苷 A（大黄素甲醚-8-O-D-葡萄糖苷）、蒽苷 B（大

黄素-8-O-D-葡萄糖苷），此外还含二苯乙烯类、黄酮类、萜类、多糖、鞣质及甾醇等成分。

虎杖中主要成分如下所述。

1. 大黄酚（chrysophanol） 为金黄色六角形片状结晶（丙酮）或针状结晶（乙醇），可升华，不溶于水，易溶于苯、三氯甲烷、冰醋酸、乙醚、乙醇等，可溶于氢氧化钠水溶液及热碳酸钠水溶液，难溶于石油醚、冷碳酸钠、碳酸氢钠水溶液。

2. 大黄素（emodin） 橙黄色长针晶（乙醇），熔点为256~257℃，易溶于乙醇，可溶于氨水、氢氧化钠和碳酸钠水溶液，不溶于水。

3. 大黄酸（rhein） 黄色针状结晶，熔点为321~322℃，330℃分解。可溶于碱液、吡啶，不溶于水，微溶于乙醇、三氯甲烷、乙醚、苯、石油醚等。

4. 大黄素甲醚（physcion） 砖红色结晶，熔点为203~207℃，可溶于苯、三氯甲烷、吡啶，微溶于冰醋酸，不溶于甲醇、乙醇和水。

5. 芦荟大黄素（aloe-emodin） 橙色针晶（甲苯），熔点为223~224℃，易溶于热乙醇，可溶于碱液、苯及乙醚。

(1) $R_1=CH_3$ $R_2=H$ 大黄酚
(2) $R_1=CH_3$ $R_2=OH$ 大黄素
(3) $R_1=COOH$ $R_2=H$ 大黄酸
(4) $R_1=CH_3$ $R_2=OCH_3$ 大黄素甲醚
(5) $R_1=CH_2OH$ $R_2=H$ 芦荟大黄素

【实验目的】

1. 掌握用pH梯度法萃取分离酸性成分的原理和操作技术。
2. 了解蒽醌类成分的主要化学检识和色谱检识方法。

【实验原理】

蒽醌苷和苷元均可被乙醇提取出来，首先用乙醚将苷元从总提取物中萃取出来，再根据虎杖中各羟基蒽醌结构不同所表现出酸性不同的性质，以不同碱度的碱水自乙醚中分别萃取不同酸性的蒽醌，以达到分离各蒽醌苷元的目的。

【实验用品】

市售虎杖（200g），电热套1000ml（1个），水浴锅（1个），天平1000g/0.1g（1台），循环水式多用真空泵（1台），恒温干燥箱（1台），超声波清洗器（1台），浓盐酸AR 500ml（1瓶），凡士林AR 500g（1瓶），铁架台（1个），铜十字夹（1个），铁夹（1个），铁圈6.5cm（1个），药匙（1个），大铁勺（1个），剪刀（1把），烧杯1000ml（1个），烧杯500ml（1个），玻璃棒25cm（1个），下口瓶10L（1个），滴管15cm（1个），保鲜膜（1卷），脱脂棉（1包），白绳（1卷），广泛pH试纸（4包），抽滤瓶垫（1个），试管 15cm（10 个），抽滤瓶 500ml（1 个），研钵 Φ15cm（1 个），玻璃板 5×20cm（5 个），布氏漏斗 Φ100mm（1 个），滤纸 Φ9cm（1 盒），锥形瓶 1000ml（1 个），锥形瓶 500ml（1 个），量筒 500ml（1 个），量筒 100ml（1 个），量筒 10ml（1 个），表面皿 Φ9cm（3 个），分液漏斗 1000ml（1 个），分液漏斗 500ml（1 个），丙酮 AR 500ml（1 瓶），洗瓶 500ml（1 个），吹风机（1 个），试管架（1 个），直尺 20cm（1 把），色谱柱 25cm（1 个），展开缸 100×200mm（1 个），喷雾瓶 50ml（2 个），蒸发皿 100ml（1 个），点样管内径 0.5cm（1 桶），滴瓶 30ml（2 个），铅笔（1 支），硅胶 100~200 目 AR（90g），石油醚（60~90℃）AR 500ml（1 瓶），乙酸乙酯 AR 500ml（1 瓶），甲酸乙酯 AR 500ml（1 瓶），甲酸 AR 500ml（1 瓶），丙酮 AR 500ml（1 瓶），苯 AR 500ml（1 瓶），氨水 AR（20ml），乙酸镁 AR（1.75g），大黄酚（含量≥98% 5mg），大黄素（含量≥98% 5mg），大黄素甲醚（含量≥98% 5mg），芦荟大黄素（含量≥98% 5mg），乙醚 AR 500ml（1 瓶），浓 HCl AR 500ml（1 瓶），薄层硅胶 AR 500g（1 瓶），碳酸氢钠 AR（80g），碳酸钠 AR（150g），CMC-Na AR（8g），氢氧化钠 AR（35g），95%乙醇 2500ml（1 桶），圆底烧瓶 1000ml（1 个），球形冷凝管 30cm（1 个），直形冷凝管 30cm（1 个），大接小 24、29 口（1 个），大接小 19、24 口（1 个），蒸馏弯头 19 口（1 个），接收器 19 口（1 个），搅拌器套管 19 口（1 个），尖嘴玻璃管 55cm（1 个），沸石（1 袋），乳胶管（1 包）。

【实验内容】

（一）虎杖乙醇总提取物的制备

取虎杖粗粉 200g，于 1000ml 的圆底烧瓶中回流提取，第一次加 95%乙醇 600ml，水浴加热回流 1 小时，第二次加 95%乙醇 300ml 水浴加热回流 30 分钟，合并两次乙醇提取液。水浴上减压回收乙醇至糖浆状（40~50ml），基本无醇味时，得乙醇总提取物。

（二）蒽醌苷元的提取

在乙醇总提取物中，加水 60ml 搅拌至均匀（可超声分散），加入 100ml 乙醚进行两相萃取，放置分层，收集上层乙醚溶液，水层再用乙醚多次萃取（50ml×3，30ml×3），至乙醚层呈色较浅为止。合并乙醚萃取液，即含总游离蒽醌。

（三）各个蒽醌成分的分离

1. 强酸性成分的分离（大黄酸） 将富集总蒽醌苷元的乙醚溶液移至 1000ml 的分液漏斗中（取 5ml 留样鉴定用），加 5% $NaHCO_3$ 水溶液多次萃取（60ml×1，30ml×3），收集下层 $NaHCO_3$ 溶液合并置于一 500ml 三角瓶中。若碱水层颜色仍较深，可增加萃取次数至碱水层颜色较浅为止。

合并 $NaHCO_3$ 多次萃取液，观察其呈色，边搅拌边滴加 6mol/L 盐酸调至 pH=2，观察记录酸化过程中的呈色变化，放置使沉淀完全，抽滤后用少量水洗沉淀至近中性。沉淀移至表面皿上，干燥，称重，得沉淀 I（主要成分为大黄酸），供 TLC 鉴定。

2. 中等酸性成分的分离（大黄素） 已经 5% $NaHCO_3$ 水溶液多次萃取的乙醚溶液，继续用 5% Na_2CO_3 水溶液萃取多次（40ml×6），可酌情增加萃取次数直至萃取液呈色较浅为止。合并 Na_2CO_3 液，滴加浓盐酸调至 pH=2，放置使沉淀完全，抽滤后用少量水洗沉淀至近中性。沉淀移至表面皿上，干燥，称重，得沉淀Ⅱ（主要成分为大黄素），供 TLC 鉴定。

3. 弱酸性成分的分离（大黄酚和大黄素甲醚） 留存在分液漏斗中的乙醚溶液，以 2% NaOH 水溶液多次萃取（20ml×6），可酌情增加萃取次数直至萃取液呈色较浅为止。合并 NaOH 液，加浓盐酸酸化至 pH=2，放置使沉淀完全，抽滤后用少量水洗沉淀至近中性。沉淀移至表面皿上，干燥，称重，得沉淀Ⅲ（主要成分为大黄酚和大黄素甲醚的混合物），以甲醇重结晶后，供 TLC 鉴定。

（四）用硅胶柱色谱分离精制大黄素

1. 湿法装柱 取硅胶（100~200 目）10g 于烧杯中，加入石油醚搅拌至匀浆状，经漏斗一次性倒入玻璃层析柱中，然后于柱外对称敲击，使硅胶自然沉降得到均匀柱床。

2. 加样 将 0.1g 样品用 5ml 石油醚（沸程 60~90℃）–乙酸乙酯（7:3）溶解，以硅胶（2g）拌匀，于水浴上挥干溶剂，用漏斗加在硅胶柱顶端。

3. 洗脱 用石油醚（沸程 60~90℃）–乙酸乙酯（7:3）为洗脱剂，洗脱并依据色带分段收集，每 10ml 为一流分，以大黄素对照品为参照，用硅胶 TLC 检查（展开剂：同洗脱剂）。合并以大黄素为主斑点的流分，安装回收装置适当浓缩，放置析晶过滤，即得精制大黄素。

（五）鉴定

1. 薄层色谱鉴定

（1）吸附剂：硅胶 G–CMC–Na 硬板。

（2）点样：取各蒽醌结晶Ⅰ、Ⅱ、Ⅲ部分及乙醚总提取物（萃取前留存样品），分别溶于少量三氯甲烷或丙酮中，用毛细管吸取后点于同一硅胶 CMC 板上。

（3）展开剂：苯–乙酸乙酯（8:2）或石油醚–乙酸乙酯–甲酸（15:5:1）上层溶液。

（4）显色：①先在可见光下观察，记录有色斑点出现的位置；②在紫外灯下观察荧光斑点；③用浓氨水熏或喷以 2% 氨水（或 5% 醋酸镁甲醇溶液）后，观察斑点的颜色变化，再在紫外灯下观察荧光斑点。

2. 化学鉴定

（1）碱液试验：取上述制备所得各种蒽醌结晶数毫克以少量乙醇溶解，置试管中，加 2% NaOH 溶液 1ml，观察记录颜色变化。互成邻位或对位羟基的蒽醌呈紫色–蓝色，其他羟基蒽醌呈红色。

（2）乙酸镁试验：取上述制备所得各种蒽醌结晶数毫克以少量乙醇溶解，滴加 0.5% 乙酸镁乙醇溶液，观察记录颜色变化。互成邻位或对位羟基的蒽醌呈紫红–蓝色；只有一个羟基或两个 β–羟基但不在同环上的蒽醌呈橙黄色至橙色；有两个羟基的蒽醌及两个互成间位的羟基蒽醌呈橙红至红色。

【注意事项】

1. 振摇萃取后，放置时间应稍久使萃取完全，以免乙醚溶液混在下层水溶液中影响分离。

2. 装柱时应把柱床敲实，并使柱床上表面尽量平整。

3. 加样后应补加保护硅胶层以及滤纸片、脱脂棉团以防止加洗脱剂时冲坏样品层及柱床。

4. pH 梯度萃取所用碱液的 pH 分别为：$NaHCO_3$ pH = 8、Na_2CO_3 pH = 10~11、NaOH pH > 12，在萃取操作前可用 pH 试纸进行测定并比较碱液的碱性强弱差异。

5. 本次实验涉及到乙醚的使用，实验室内要杜绝明火以保障安全。

【实验报告】

1. 绘制实验流程图、主要装置图及 TLC 检视图。
2. 简述 pH 梯度萃取法的原理，适用于哪些中药成分的分离？
3. 简述蒽醌结构与酸性的关系，不同碱液可萃取出何种结构的蒽醌？

第六节 槐米中芦丁和槲皮素的提取、分离和鉴定

【药材简介】

槐米系豆科植物槐的干燥花和花蕾。夏季花开放或花蕾初形成时采收，干燥去枝梗及杂质即得。前者称"槐花"，后者称"槐米"。味苦、性凉，具清肝泻火、凉血止血的功效，自古便用作止血药物，槐米含芦丁、槲皮素、山奈酚等黄酮苷元及苷类成分，可用作提取芦丁的原料。芦丁（rutin）又称芸香苷（rutoside），为槐米的主要成分，槐米中芦丁含量可高达 20% 左右，槐花开放后会下降至 13%~16%。药理研究证明芦丁有减少毛细血管通透的作用，临床上用于改善毛细血管脆性并用作高血压辅助治疗药物。除槐米外，含有芦丁成分的植物有七十余种，其中荞麦叶中芦丁含量也较高。

本实验可从槐米中提取分离得到芦丁，并水解得到苷元槲皮素和两个单糖（鼠李糖和葡萄糖）。

槐米中主要成分如下所述。

1. 芦丁 芦丁为槲皮素 3-羟基与芸香糖（rutinose, L-鼠李糖 1α→6-D-葡萄糖）脱水得到的苷，在酸性条件下可以水解成槲皮素、葡萄糖与鼠李糖。芦丁为淡黄色粉末或极细的淡黄色针晶，含 3 分子结晶水（$C_{27}H_{36} \cdot 3H_2O$），熔点为 176~178℃，含水结晶可在 110℃、10mmHg 柱压力下真空干燥 12 小时成为无水物，熔点为 188℃。无水物容易吸湿，125℃温度下颜色加深近褐色，温度升高至 190~192℃近胶状，214~215℃发泡分解。芦丁

在不同溶剂中的溶解度见表 4-1。

| 槲皮素 | R=H |
| 芦丁 | R=芸香糖基 |

表 4-1 芦丁在不同溶剂中的溶解度

溶剂及温度	水	甲醇	乙醇	吡啶
冷	1:8000	1:100	1:300	1:12
热	1:200	1:7	1:30	易溶

微溶于丙酮、冰醋酸、乙酸乙酯中，不溶于苯、乙醚、三氯甲烷、石油醚。易溶于碱液中，酸化析出。

2. 槲皮素 黄色针晶，含 2 分子结晶水（$C_{15}H_{10} \cdot 2H_2O$），熔点为 313~314℃，95℃成为无水物，熔点为 316℃。失水的槲皮素在空气中可重新获得失去的结晶水。可溶于碱水、乙醇、冰醋酸、甲醇、丙酮、乙酸乙酯、吡啶。不溶于苯、乙醚、三氯甲烷、石油醚和水。

【实验目的】

1. 掌握通过碱溶酸沉、重结晶纯化精制芦丁的方法。
2. 熟悉黄酮类化合物的主要理化性质。
3. 掌握使用纸色谱和薄层色谱的方法鉴定黄酮苷、苷元和糖。
4. 掌握水解芦丁制取苷元槲皮素的方法。

【实验原理】

1. 提取分离原理 利用芦丁溶于热水而难溶于冷水的性质提取，芦丁加热溶解后趁热抽滤，滤液放冷即可析出，达到分离的目的，可以反复操作以纯化。芦丁结构中有较多个酚羟基而显弱酸性，易溶于碱水，加酸可析出沉淀。因此采用碱提酸沉法精制芦丁。

2. 鉴定原理 利用薄层色谱和纸色谱的分离原理，将芦丁、槲皮素、葡萄糖及鼠李糖与对照品在同一条件下展开并显色，以达到鉴定的目的。通过黄酮专属化学显色反应，确定芦丁所属的类型（黄酮类）及结构特点。

【实验用品】

市售槐米粗粉（50g），电热套 1000ml（1 个），水浴锅（1 个），天平 1000g/0.1g（1 台），循环水式多用真空泵（3 台），三用紫外分析仪（1 台），超声波清洗器（1 台），浓盐酸 AR 500ml（1 瓶），离心机（1 台），浓硫酸 AR 500ml（1 瓶），氧化钙 AR（30g），浓盐酸 AR 500ml（1 瓶），凡士林 AR 500g（1 瓶），铁架台（1 个），铜十字夹（1 个），铁夹（1 个），铁圈 6.5cm（1 个），药匙（1 个），大铁勺（1 个），剪刀（1 把），烧杯 1000ml

（1个），烧杯500ml（1个），玻璃棒25cm（1个），下口瓶10L（1个），滴管15cm（1个），保鲜膜（1卷），脱脂棉（1包），白绳（1卷），广泛pH试纸（1包），药匙（1个），抽滤瓶垫（1个），抽滤瓶500ml（1个），布氏漏斗Φ100mm（1个），滤纸Φ9cm（1盒），量筒500ml（1个），量筒100ml（1个），量筒10ml（1个），表面皿Φ9cm（3个），分液漏斗50ml（1个），洗瓶500ml（1个），吹风机（1个），试管架（1个），直尺20cm（3把），展开缸100×200mm（1个），喷雾瓶50ml（2个），蒸发皿100ml（1个），试管15cm（10个），铅笔（1支），尖嘴玻璃管55cm（1个），玻璃漏斗Φ9cm（1个），浓HCl AR 500ml（1瓶），冰醋酸AR 500ml（30ml），正丁醇AR 500ml（1瓶），95%乙醇AR 500ml（1瓶），甲醇AR 500ml（1瓶），圆形展开缸100×200mm（1个），培养皿Φ10cm（1个），抽滤瓶500ml（1个），离心桶250ml（1个），聚酰胺薄层板10×10cm（2片），纸色谱滤纸40×40cm（1张），毛细点样管内径0.5mm（1桶），洗耳球（1个），鼠李糖AR（0.1g），葡萄糖AR（0.1g），芦丁对照品含量≥98%（10mg），槲皮素含量≥98%（10mg），氢氧化钡AR（30g），苯胺AR（1.4g），邻苯二甲酸AR（2.5g），结晶三氯化铝AR（2g），二氯氧化锆AR（5g），柠檬酸AR（2g），三氯化铁AR（4g），α-萘酚AR（5g），镁粉AR（15g），乙酸镁AR（1.75g）。

【实验内容】

（一）芦丁的提取

1. 水提取法 称取槐米50g，研碎后投入500ml沸蒸馏水中，煮7~10分钟，趁热用脱脂棉过滤，滤渣再用300ml沸水煮5分钟，趁热过滤，合并两次所得滤液，冷水浴0.5~1小时，析出大量浅黄色沉淀，抽滤，沉淀用少量水洗后抽干，干燥称重，即得芦丁粗品。

2. 醇提取法 称取槐米50g，置于500ml圆底烧瓶中，加甲醇150ml水浴加热回流提取1小时，过滤后滤渣以甲醇100ml同法提取一次，过滤，合并两次所得滤液。冷却后滤去析出的絮状沉淀，滤液浓缩至50ml，静置析晶。所得结晶用少量乙醚与丙酮洗去杂质，干燥后称重。

（二）芦丁的精制

1. 酸碱法 将芦丁粗品置于500ml烧杯中，加100~150ml蒸馏水，用石灰水调至pH=8，加热煮沸至全溶，趁热抽滤，滤液滴加3mol/L HCl调至pH=6。放置过夜可析出沉淀。抽滤后用少量蒸馏水洗涤沉淀，抽干，于80℃以下干燥，即得精制芦丁。称重，计算得率，测熔点。

2. 重结晶法 取芦丁粗品2g，加入乙醇50ml加热溶解，趁热抽滤后，将溶液浓缩至20ml左右，静置析晶，母液再浓缩一半，继续析晶。合并结晶再用乙醇重结晶一次以增加纯度。

（三）芦丁的水解

取精制芦丁1g，置于500ml圆底烧瓶中，加2% H_2SO_4 溶液100ml，于直火上加热微沸

30 分钟（及时补充蒸发流失的水分），溶液逐渐由澄清变浑浊，所析出的黄色沉淀即为槲皮素，趁热抽滤，滤液留作单糖鉴定用。沉淀经水洗后可再用 95% 乙醇重结晶，得黄色针晶，于 80℃以下干燥，即得精制槲皮素。结晶减压条件下 110℃干燥可得无水槲皮素。

（四）糖的色谱鉴定

取水解母液 20ml，用 $Ba(OH)_2$ 的细粉约 3g 中和至 pH = 7，滤去生成的 $BaSO_4$ 沉淀，滤液浓缩至 1ml，供纸色谱点样。

（1）样品：自制水解浓缩液和葡萄糖、鼠李糖对照品水溶液。

（2）色谱滤纸：Φ9cm 圆形滤纸。

将葡萄糖、鼠李糖对照品及水解液样品分两次点于距离滤纸圆心 1cm 处。用滤纸卷成的纸捻通过圆形滤纸圆心，纸捻下端剪成流苏状，借助纸捻的毛细管作用，用展开剂径向展开。

（3）展开剂：正丁醇 - 乙酸 - 水（4:1:5 上层）。

（4）显色：苯胺 - 邻苯二甲酸盐试剂喷后，105℃烘 5 分钟，显棕红色斑点。

（五）芦丁、槲皮素的纸色谱和聚酰胺薄层色谱鉴定

（1）样品：自制芦丁、槲皮素及芦丁、槲皮素对照品乙醇溶液。

（2）色谱滤纸：5cm×8cm 长方形滤纸。

（3）展开剂：①正丁醇 - 乙酸 - 水（4:1:5 上层或 4:1:1）；②25% 乙酸水溶液；③85% 乙酸水溶液。

（4）显色：①可见光及紫外灯下观察；②经氨气熏后观察；③喷三氯化铝试剂后观察。

聚酰胺薄层鉴定：点样等项操作同纸色谱，乙醇 - 水（7:3）展开，在紫外灯下观察斑点颜色，也可采用纸色谱的显色方法。

（六）芦丁及苷元的定性反应

1. 样品制备 取芦丁及槲皮素少许用甲醇溶解。

2. 定性实验 取上述两试液 1ml 分别置于小试管中，按下列方法进行试验，比较苷及苷元的反应情况。

（1）Molish 反应：加 1% α - 萘酚溶液数滴，振摇后斜置试管，沿管壁滴加 0.5ml 浓硫酸，观察液面交界处颜色变化。出现紫红色环者表示有糖或苷存在，应为芦丁；另一试管无阳性反应，表示为苷元，应为槲皮素。

（2）盐酸镁粉（锌粉）反应：芦丁（槲皮素）分别置于两支试管中加浓 HCl，再各加入镁粉或锌粉，观察颜色变化。溶液由黄色渐变为红色指示黄酮类化合物的存在。

（3）$FeCl_3$ 反应：分别加 $FeCl_3$ 醇溶液 1～2 滴，观察颜色，通常显褐色。

（4）$Mg(AC)_2$ 反应：加入 1% $Mg(AC)_2$ 甲醇溶液两滴，于紫外灯下观察荧光变化，黄酮类化合物呈黄色荧光。

（5）$AlCl_3$ 纸片反应：两张滤纸片上分别滴两滴芦丁、槲皮素甲醇溶液后，各加 1%

AlCl₃乙醇溶液两滴，于紫外灯下观察荧光变化，黄酮类化合物应显亮黄色。

（6）锆盐-柠檬酸反应：分别加入新鲜配制的2% ZrOCl₂甲醇溶液3~4滴，观察颜色。有3-OH或5-OH的黄酮呈鲜黄色。然后加入2%柠檬酸溶液甲醇溶液3~4滴，观察颜色变化。有3-OH者黄色不消退，无3-OH、有5-OH者黄色变浅，加水稀释后颜色消退。

【注意事项】

1. 芦丁的精制部分，石灰水调pH后，需煮沸至溶液较澄清透亮不再浑浊，才可趁温度较高时过滤。调节pH既可达到碱液溶解芦丁的目的，又可除去槐花米中含有的大量黏液质及酸性树脂成分。注意pH值不可过高，避免芦丁水解开环，钙与芦丁形成螯合物析出沉淀。

2. 用HCl调节pH时，避免pH过低使芦丁形成䜢盐降低得率。

【实验报告】

1. 绘制实验流程图、主要装置图及薄层检视图。
2. 解释水解过程中浑浊-澄清-浑浊的现象相关原理。
3. 简述黄酮类化合物适宜的提取分离方法；芦丁适宜的提取方法。
4. 简述芦丁和槲皮素的分离方法。

第七节　葛根中黄酮类化合物的提取、分离和鉴定

【药材简介】

葛根为豆科植物野葛的干燥块根。能解肌退热、生津止渴、发表透疹。葛根主要含黄酮类化合物葛根素、大豆苷元、大豆苷等。药理研究证实葛根水煎液、醇提物、总黄酮部位及葛根素、大豆苷元等黄酮单体成分均具扩张冠状动脉血管和脑血管同时降血压的作用。制剂葛根片常用于治疗冠心病心绞痛及高血压项背强痛等症。

葛根中主要成分如下所述。

1. 葛根素（puerarin）　又称葛根黄素，白色针晶，熔点为187℃。可溶于甲醇、乙醇。

2. 大豆苷元（daidzein）　又称大豆黄酮、大豆素，白色结晶状粉末，熔点为320℃。易溶于乙醇、甲醇、乙醚等溶剂。

3. 大豆苷（daidzin）　又称大豆黄酮苷，白色粉末，熔点为236~237℃。

葛根素　　　　　　　　大豆苷元　　　　　　　大豆苷

【实验目的】

1. 学习从葛根中提取异黄酮，利用氧化铝柱层析分离异黄酮类化合物的方法。
2. 掌握利用 TLC 方法鉴定葛根素和大豆苷元的方法。

【实验原理】

异黄酮及其苷均能溶于乙醇中，因此用乙醇可提取葛根中的总黄酮，再利用各化合物因结构不同而对同一吸附剂吸附能力的不同，用氧化铝或硅胶柱层析将其分离。

【实验用品】

市售葛根粗粉（150g），电热套1000ml（1个），水浴锅（1个），天平1000g/0.1g（1台），循环水式多用真空泵（1台），三用紫外分析仪（1台），超声波清洗器（1台），恒温干燥箱（1台），研钵Φ15cm（1个），索氏提取器250ml（1套），锥形瓶1000ml（1个），锥形瓶500ml（1个），分液漏斗500ml（1个），氨水 AR 500ml（1瓶），铁架台（1个），铜十字夹（1个），铁夹（1个），铁圈6.5cm（1个），药匙（1个），大铁勺（1个），剪刀（1把），烧杯1000ml（1个），烧杯500ml（1个），玻璃棒25cm（1个），下口瓶10L（1个），滴管15cm（1个），保鲜膜（1卷），广泛 pH 试纸（1包），抽滤瓶垫（1个），抽滤瓶500ml（1个），布氏漏斗Φ100mm（1个），滤纸Φ9cm（1盒），量筒500ml（1个），量筒100ml（1个），量筒10ml（1个），洗瓶500ml（1个），吹风机（1个），直尺20cm（1把），喷雾瓶50ml（1个），玻璃漏斗Φ9cm（1个），三氯甲烷 AR 500ml（1瓶），70% 乙醇2500ml（1桶），甲醇 AR 500ml（1瓶），正丁醇 AR 500ml（1瓶），展开缸100×200mm（1个），无水乙醇 AR 500ml（1瓶），毛细点样管内径0.5mm（1桶），洗耳球（1个），CMC－Na AR（8g），玻璃板50×200mm（1个），氧化铝80～120目（500g），硅胶 G 500g（1瓶），三氯化铁 AR（4g），铁氰化钾 AR（5g），圆底烧瓶1000ml（1个），球形冷凝管30cm（1个），直形冷凝管30cm（1个），大接小24、29口（1个），大接小19、24口（1个），蒸馏弯头19口（1个），接收器19口（1个），搅拌器套管19口（1个），尖嘴玻璃管55cm（1个），沸石（1袋），乳胶管（1包），大豆苷元和葛根素对照品含量≥98%（20mg）。

【实验内容】

（一）葛根总异黄酮的提取

取葛根粗粉150g于1000ml圆底烧瓶中，加70%乙醇600ml回流提取2小时，倒出上清液，残渣再用70%乙醇200ml回流提取1小时，过滤，合并二次醇提液，减压回收至无醇味，得浸膏。浸膏以少许蒸馏水稀释后用水饱和正丁醇萃取三次，得葛根总异黄酮。

（二）葛根总异黄酮的分离

1. 氧化铝柱层析　取总异黄酮0.2g，以少量水饱和正丁醇溶解，加在氧化铝柱顶端，用100ml水饱和正丁醇洗脱，收集流分（10ml/份），再用100ml正丁醇：吡啶（10：1）洗脱，减压回收各流分溶剂。以TLC法检验各流分成分，斑点单一且可与对照品斑点对应的流分合并，做好标记。

2. 硅胶柱层析　取总异黄酮0.2g，以少量乙醇溶解后硅胶拌样，水浴挥干溶剂，以湿法三氯甲烷装柱，三氯甲烷－甲醇梯度洗脱，减压回收各流分，以TLC法检验各流分成分，斑点单一且可与对照品斑点对应的流分合并，做好标记。

（三）大豆苷元和葛根素TLC鉴定

（1）吸附剂：硅胶G薄层板。

（2）样品：自制大豆苷元、葛根素及大豆苷元和葛根素对照品甲醇溶液。

（3）展开剂：三氯甲烷－甲醇（7：1）。

（4）显色：三氯化铁－铁氰化钾喷雾显色，异黄酮斑点应显蓝色。

【注意事项】

1. 制备葛根总异黄酮时应用水预先饱和的正丁醇进行萃取。

2. TLC检验合并流分时，应在薄层板上点样大豆苷元与葛根素对照品，参照对照品将含有大豆苷元与葛根素的单一斑点流分进行合并。

【实验报告】

1. 绘制实验流程图、主要装置图及TLC检视图。
2. 简述葛根异黄酮类化合物提取分离的方法。
3. 氧化铝柱层析分离异黄酮的操作中需要注意哪些问题？

第八节　薄荷中薄荷醇的提取、分离和鉴定

【药材简介】

薄荷为唇形科植物薄荷的干燥地上部分。它既是一种药用与食用历史悠久的清凉药草，

又是一种重要的香料原材。薄荷可用于医药、食品、化妆品、香料、烟草工业等。作为中药，其味辛性凉，可用于风热感冒、风温初起、头痛、目赤、喉痹、咽喉肿痛、口舌生疮、牙痛、荨麻疹、风疹等。薄荷中含1%～3%的挥发油，主要为萜类及其含氧衍生物，包括薄荷醇、薄荷酮、醋酸薄荷酯、柠檬烯等。其中含量最高的是薄荷醇（也称薄荷脑），占总挥发油含量50%以上，是衡量薄荷油质量的指标成分。

薄荷中主要成分如下所述。

1. 薄荷油（oil of peppermint） 薄荷挥发油混合物，为无色或淡黄色油状液体，比旋度 $[\alpha]_D^{20} -18\sim 24°$，密度为 0.89～0.91，折光率 n = 1.450～1.471，有薄荷香气，能溶于多数有机溶剂。

2. 薄荷醇（menthol） 白色针晶，有薄荷香气，折光率 n = 1.458，比旋度 $[\alpha]_D^{20} -50°$，熔点为 41～42℃，微溶于水，易溶于乙醇、三氯甲烷、乙醚等。

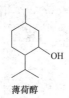
薄荷醇

【实验目的】

1. 掌握水蒸气蒸馏法提取药材挥发油成分的方法。
2. 了解控制挥发油质量的方法（比旋度、折光率等）。

【实验原理】

可用水蒸气蒸馏法提取薄荷挥发油，薄荷醇在冷却时可从挥发油中析出，因此用低温析脑法分离薄荷醇。

【实验用品】

市售薄荷粗粉（200g），电热套1000ml（1个），水浴锅（1个），天平1000g/0.1g（1台），循环水式多用真空泵（1台），渗漉筒 90×300mm（1个），旋光仪（1台），折光仪（1台），三用紫外分析仪（1台），超声波清洗器（1台），挥发油提取器（1套），恒温干燥箱（1台），比重计（1个），玻璃层析柱（2cm×30cm）（1个），研钵Φ15cm（1个），锥形瓶1000ml（1个），锥形瓶500ml（1个），铁架台（1个），铜十字夹（1个），铁夹（1个），铁圈6.5cm（1个），药匙（1个），大铁勺（1个），剪刀（1把），烧杯1000ml（1个），烧杯500ml（1个），玻璃棒25cm（1个），下口瓶10L（1个），滴管15cm（1个），保鲜膜（1卷），广泛pH试纸（1包），抽滤瓶垫（1个），抽滤瓶500ml（1个），布氏漏斗Φ100mm（1个），滤纸Φ9cm（1盒），量筒500ml（1个），量筒100ml（1个），量筒10ml（1个），洗瓶500ml（1个），吹风机（1个），直尺20cm（3把），喷雾瓶50ml（2

个），玻璃漏斗Φ9cm（1个），无水乙醇AR 500ml（1瓶），石油醚AR 500ml（1瓶），甲苯AR 500ml（1瓶），乙酸乙酯AR 500ml（1瓶），展开缸100×200mm（1个），毛细点样管内径0.5mm（1桶），洗耳球（1个），CMC-Na AR（8g），玻璃板50×200mm（1个），硅胶G 500g（1瓶），圆底烧瓶2000ml（1个），球形冷凝管30cm（1个），直形冷凝管30cm（1个），大接小24、29口（1个），大接小19、24口（1个），蒸馏弯头19口（1个），接收器19口（1个），搅拌器套管19口（1个），香草醛AR（5g），尖嘴玻璃管55cm（1个），沸石（1袋），乳胶管（1包），薄荷醇对照品含量≥98%（20mg）。

【实验内容】

（一）提取分离

取薄荷茎叶干燥粗粉200g，加水1000ml浸润后置于圆底烧瓶中，水蒸气蒸馏，至馏出液不显浑浊为止，馏出液加氯化钠10%（W/V），用乙醚萃取后收集萃取液，用无水硫酸钠脱水，除去硫酸钠后回收乙醚，得薄荷油，密封。

（二）分离

将薄荷油置冰箱低温（0~4℃）静置析脑，过滤后的结晶（析脑后剩余母液称脱脑油）即薄荷醇针晶，测定熔点。

（三）鉴定

1. 薄荷挥发油的鉴定 ①比旋度$[\alpha]_D^{20}$ -18~24°；②折光率n = 1.450~1.471；③比重d = 0.89~0.91。

2. 薄荷醇薄层鉴定

（1）吸附剂：硅胶G薄层板。

（2）展开剂：甲苯-乙酸乙酯（19∶1）。

（3）样品：自制薄荷醇及薄荷醇对照品乙醇溶液。

（4）显色：10%香草醛-硫酸喷雾后热风吹至斑点清晰。

【注意事项】

1. 薄荷鲜叶含挥发油0.8%~1%，干茎叶中含1.3%~2%，因此实验选取材料可以用鲜材也可以用干材，可根据含量调节原料用量及脱水时硫酸钠的用量。

2. 冷浸法和超声波法提取薄荷油的出油率和薄荷醇含量都比水蒸气蒸馏法高。但薄荷油的现实生产通常采用水蒸气蒸馏法，因为冷浸法和超声波法都使用了有机溶剂，容易造成溶剂残留。另外，水蒸气蒸馏法提取操作相对简单，成本较低，同时不会受到仪器设备的限制（如超临界流体萃取设备），因此在生产中应用较广。

【实验报告】

1. 绘制实验流程图、主要装置图及TLC检视图。

2. 简述水蒸气馏出液中加入氯化钠的目的及原理。

第九节 莪术中莪术醇的提取、分离和鉴定

【药材简介】

莪术为姜科姜黄属植物温郁金（又名温莪术）、蓬莪术或广西莪术的根茎。莪术具行气破瘀、通经止痛的作用。用于瘀血经闭、食积胀痛、癥瘕痞块等症，还具有抗宫颈癌、抗凝血、抗菌、抗氧化和保肝等活性。莪术根茎中含1%～2.5%的挥发油（成分为多种倍半萜类），被认为是莪术中的药效成分，主要含有莪术醇、莪术二酮、莪术烯、莪术烯酮、β-榄香烯、α-蒎烯、β-蒎烯、樟烯等。其中莪术醇是莪术油中含量较高并发挥抗癌、抗病毒、抗菌等作用的主要有效成分之一，目前主要开发用作抗肿瘤药物。

莪术中主要成分如下所述。

1. 莪术醇（curcumol）： 熔点为 141～142℃。

2. 莪术二酮（curdione）： 熔点为 61～62℃。

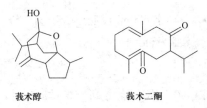

莪术醇　　　　莪术二酮

【实验目的】

1. 掌握水蒸气蒸馏法提取药材挥发油成分的方法。
2. 以莪术油为例掌握挥发油的鉴定方法。
3. 了解控制挥发油质量的方法（比旋度、折光率等）。

【实验原理】

用水蒸气蒸馏法提取莪术挥发油，莪术醇在冷却时可从挥发油中析出，因此用低温析脑法分离莪术醇。

【实验用品】

市售莪术粗粉（100g），电热套1000ml（1个），水浴锅（1个），天平1000g/0.1g（1台），循环水式多用真空泵（1台），渗漉筒90×300mm（1个），旋光仪（1台），折光仪（1台），三用紫外分析仪（1台），超声波清洗器（1台），挥发油提取器（1套），恒温干燥箱（1台），比重计（1个），玻璃层析柱（2cm×30cm）（1个），研钵Φ15cm（1个），

锥形瓶 1000ml（1个），锥形瓶 500ml（1个），铁架台（1个），铜十字夹（1个），铁夹（1个），铁圈 6.5cm（1个），药匙（1个），大铁勺（1个），剪刀（1把），烧杯 1000ml（1个），烧杯 500ml（1个），玻璃棒 25cm（1个），下口瓶 10L（1个），滴管 15cm（1个），保鲜膜（1卷），广泛 pH 试纸（1包），抽滤瓶垫（1个），抽滤瓶 500ml（1个），布氏漏斗 Φ100mm（1个），滤纸 Φ9cm（1盒），量筒 500ml（1个），量筒 100ml（1个），量筒 10ml（1个），洗瓶 500ml（1个），吹风机（1个），直尺 20cm（1把），喷雾瓶 50ml（1个），玻璃漏斗 Φ9cm（1个），无水乙醇 AR 500ml（1瓶），石油醚 AR 500ml（1瓶），乙酸乙酯 AR 500ml（1瓶），展开缸 100mm×200mm（1个），毛细点样管内径 0.5mm（1桶），洗耳球（1个），CMC-Na AR（8g），玻璃板 50mm×200mm（1个），硅胶 G 500g（1瓶），圆底烧瓶 1000ml（1个），球形冷凝管 30cm（1个），直形冷凝管 30cm（1个），大接小 24、29 口（1个），大接小 19、24 口（1个），蒸馏弯头 19 口（1个），接收器 19 口（1个），搅拌器套管 19 口（1个），香草醛 AR（5g），尖嘴玻璃管 55cm（1个），沸石（1袋），乳胶管（1包），莪术醇对照品含量≥98%（20mg）。

【实验内容】

（一）提取

取莪术根茎干燥粗粉 100g，加水 600ml 浸润后置于圆底烧瓶中，以水蒸气蒸馏法连续蒸馏 8 小时，收集得淡棕色莪术挥发油。

（二）分离

将莪术挥发油置冰箱低温（0~4℃）静置析脑，过滤后的结晶（析脑后剩余母液称脱脑油）以石油醚洗涤后再用无水乙醇重结晶，即得莪术醇针晶，测定熔点。

（三）鉴定

1. 莪术挥发油的鉴定 ①比旋度 $[\alpha]_D^{20}$ +25°（5% EtOH）；②折光率 n = 1.500~1.510；③比重 d = 0.6~0.99。

2. 莪术醇薄层鉴定

（1）吸附剂：硅胶 G 薄层板。

（2）展开剂：石油醚-乙酸乙酯（85∶15）。

（3）样品：自制莪术醇及莪术醇对照品乙醇溶液。

（4）显色：10% 香草醛-硫酸喷雾后热风吹至斑点清晰。

【注意事项】

1. 挥发油不仅易挥发，高温与日光都会加速其挥发和氧化，甚至是成分的变化，因此制得的挥发油及莪术醇产品需要密闭避光保存在低温环境下。

2. 药材产地、采收时间、贮藏及运输方式都会影响挥发油的含量，为保证实验效果，选取原料应保证质量。

【实验报告】

1. 绘制实验流程图、主要装置图及 TLC 检视图。
2. 提取挥发油的方法有哪些，各具备何种优缺点？
3. 简述萜类化合物薄层显色方法有哪些？

第十节　黄花蒿中青蒿素的提取、分离和鉴定

【药材简介】

青蒿作为一味重要的传统中药，为菊科植物黄花蒿的干燥地上部分。具有清透虚热、凉血除蒸、解暑、截疟的药效。用于暑邪发热、骨蒸阴虚，疟疾寒热，夜热早凉，湿热黄疸。

青蒿素（artemisinin）是从黄花蒿中分离得到的抗疟活性成分（倍半萜内酯），尤其对于脑型疟疾和抗氯喹疟疾具有高效和低毒的特点，曾被世界卫生组织称作是"世界上唯一有效的疟疾治疗药物"。研制出青蒿素和双氢青蒿素的屠呦呦，成为第一个获得诺贝尔自然学奖（2015 年 10 月 8 日获诺贝尔生理学或医学奖）的中国人。目前已开发出蒿甲醚（artemether）、青蒿琥酯（artesunate）、二氢青蒿素（dihydroartemisinin）、蒿乙醚（artemotil）等溶解性更好、药效更强的衍生物，成功应用于临床。

青蒿素的结构及主要理化性质：无色针晶，熔点为 156～157℃，可溶于乙醇、三氯甲烷、丙酮、乙醚、乙酸乙酯，微溶于石油醚、苯，几乎不溶于水。

青蒿素

【实验目的】

1. 掌握青蒿素提取、分离的原理和方法。
2. 学习青蒿素的性质及鉴定方法。

【实验原理】

青蒿素是低极性的倍半萜内酯过氧化物，利用其可溶于三氯甲烷、乙醇、石油醚、乙

酸乙酯和丙酮等溶剂的性质进行提取；利用重结晶的方法分离纯化青蒿素。

【实验用品】

市售黄花蒿粗粉（1000g），电热套1000ml（1个），水浴锅（1个），天平1000g/0.1g（1台），循环水式多用真空泵（1台），渗漉筒90×300mm（1个），旋光仪（1台），折光仪（1台），三用紫外分析仪（1台），超声波清洗器（1台），挥发油提取器（1套），恒温干燥箱（1台），比重计（1个），玻璃层析柱（2cm×30cm）（1个），研钵Φ15cm（1个），锥形瓶1000ml（1个），锥形瓶500ml（1个），铁架台（1个），铜十字夹（1个），铁夹（1个），铁圈6.5cm（1个），药匙（1个），大铁勺（1个），剪刀（1把），烧杯1000ml（1个），烧杯500ml（1个），玻璃棒25cm（1个），下口瓶10L（1个），滴管15cm（1个），保鲜膜（1卷），广泛pH试纸（1包），抽滤瓶垫（1个），抽滤瓶500ml（1个），布氏漏斗Φ100mm（1个），滤纸Φ9cm（1盒），量筒500ml（1个），量筒100ml（1个），量筒10ml（1个），洗瓶500ml（1个），吹风机（1个），直尺20cm（1把），喷雾瓶50ml（1个），玻璃漏斗Φ9cm（1个），无水乙醇AR 500ml（1瓶），石油醚AR 500ml（1瓶），浓硫酸AR 500ml（1瓶），三氯甲烷AR 500ml（1瓶），乙酸乙酯AR 500ml（1瓶），展开缸100×200mm（1个），毛细点样管内径0.5mm（1桶），洗耳球（1个），CMC-Na AR（8g），玻璃板50×200mm（1个），硅胶G 500g（1瓶），圆底烧瓶2000ml（1个），球形冷凝管30cm（1个），直形冷凝管30cm（1个），大接小24、29口（1个），大接小19、24口（1个），蒸馏弯头19口（1个），接收器19口（1个），搅拌器套管19口（1个），氢氧化钠AR（50g），三氯化铁AR（4g），2,4-二硝基苯肼AR（5g），盐酸羟胺AR（5g），活性炭500g（1瓶），尖嘴玻璃管55cm（1个），沸石（1袋），乳胶管（1包），青蒿素对照品含量≥98%（20mg）。

【实验内容】

（一）提取分离

黄花蒿碎片筛去粗大枝梗后称取250g，置于渗漉筒中，加入70%乙醇浸泡过夜，渗漉（流速3~5ml/min），收集渗漉液2L，加入10g活性炭搅拌脱色30分钟，澄清后过滤，滤液回收溶剂（温度低于60℃）至适量，静置析晶，抽滤后得青蒿素粗品。母液浓缩到不澄清时，再次静置析晶，过滤得到结晶同为青蒿素。

（二）纯化

合并两次结晶所得青蒿素粗品，称重后加入5倍量三氯甲烷（或10倍量乙酸乙酯）溶解，过滤，滤液回收溶剂至干，趁热加入粗品2倍量乙醇溶解，过滤后，静置析晶，以少量70%乙醇洗涤结晶，即得精制青蒿素。

（三）鉴定

1. 显色反应 ①异羟肟酸铁反应：取少量自制青蒿素置于试管中，加入7%盐酸羟胺甲醇溶液 2~3 滴，再加入 1% 氢氧化钠甲醇溶液 2~3 滴，水浴加热至反应完全，冷却后用 HCl 溶液调节 pH=3~4，滴加 1% $FeCl_3$ 1~2 滴，溶液呈现红色~紫红色；② 2,4-二硝基苯肼反应：取少量自制青蒿素，溶于三氯甲烷中，溶液滴加在滤纸上，喷雾 2,4-二硝基苯肼，80℃ 加热 10 分钟，可显黄色斑点。

2. 青蒿素薄层鉴定

（1）吸附剂：硅胶 G 薄层板。

（2）展开剂：石油醚-乙酸乙酯（8:2）。

（3）样品：自制青蒿素及青蒿素对照品乙醇溶液。

（4）显色：1% 香草醛-硫酸喷雾后热风吹至斑点清晰。

【注意事项】

1. 不同产地、不同贮藏时间（青蒿素随贮藏时间延长而含量下降）的黄花蒿中青蒿素的含量差别巨大，有的甚至相差 6 倍之多。当所用原料含量较低时，本实验溶剂重结晶法不易得到结晶，需采用柱层析方法进行分离［乙醚溶解粗品以硅胶层析柱分离，先后以石油醚和石油醚-乙酸乙酯（9:1）洗脱］。

2. 提取过程中各步骤如回收溶剂，均需控制温度在 60℃ 以下，避免青蒿素降解使结构遭到破坏。

3. 药材应室温自然干燥，避免高温烘干破坏青蒿素。

【实验报告】

1. 绘制实验流程图、主要装置图及 TLC 检视图。

2. 简述萜类内酯化合物与香豆素类化合物在结构、理化性质和提取分离方法之间的异同点。

第十一节 穿心莲中穿心莲内酯的提取、分离、鉴定及衍生物的制备

【药材简介】

穿心莲为爵床科穿心莲属植物穿心莲的干燥地上部分（药用叶或全草）。别名一见喜、枯草、榄核莲。具有清热解毒，消炎止痛，凉血消肿的作用，适用于治疗急性菌痢、胃肠炎、上呼吸道感染、咽喉炎、疮疖肿毒、尿路感染等，广泛用做抗菌消炎及抗病毒药。穿心莲含有多种苦味素，属于二萜化合物，主要为穿心莲内酯、去氧穿心莲内酯、脱氧穿心莲内酯、新穿心莲内酯等。其中穿心莲内酯、新穿心莲内酯是穿心莲抗菌消炎的主要有效成分。

由于穿心莲所含的以穿心莲内酯为主的二萜内酯类成分在水中难溶,因此临床应用时将穿心莲内酯制备成磺化、亚硫酸氢钠加成和琥珀酸酐酯化等水溶性衍生物以做注射剂用,目前广泛应用的有针剂、(冻干)粉针等制品,疗效良好。

穿心莲中主要成分如下所述。

1. 穿心莲内酯(andrographolide) 无色方晶或长方形结晶,熔点为230~232℃。味苦,可溶于甲醇、丙酮、乙醇、吡啶,微溶于三氯甲烷、乙醚,难溶于苯、石油醚和水。

2. 脱氧穿心莲内酯(14-deoxyandrographolide) 又称穿心莲甲素,无色片状结晶,熔点为175~176℃。味稍苦,可溶于甲醇、乙醇、丙酮、吡啶、三氯甲烷、苯、乙醚,微溶于水。

3. 新穿心莲内酯(neo-andrographolide) 又称穿心莲新苷,无色柱状结晶,熔点为167~168℃。无苦味,可溶于甲醇、乙醇、丙酮,难溶于三氯甲烷、水、乙醚和石油醚。

4. 脱水穿心莲内酯(14-deoxy-11,12-didehydroandrographolide) 无色针晶,熔点为203~204℃。易溶于甲醇、乙醇、丙酮,可溶于三氯甲烷,微溶于苯,不溶于水。

5. 穿心莲内酯亚硫酸钠加成物 白色针晶,熔点为226~227℃。味苦,具吸湿性,易溶于甲醇、乙醇、丙酮,可溶于水,不溶于三氯甲烷。

穿心莲内酯　　脱氧穿心莲内酯　　脱氧穿心莲内酯　　新穿心莲内酯

穿心莲内酯　　　　　　新穿心莲内酯亚硫酸氢钠加成物

【实验目的】

1. 掌握从穿心莲中提取分离穿心莲内酯的方法。
2. 掌握在天然产物提取分离纯化过程中除去叶绿素的方法。
3. 学习制备穿心莲内酯衍生物(亚硫酸氢钠加成物)的方法。

【实验原理】

穿心莲中的二萜内酯类化合物易溶于乙醇，因而选用乙醇提取；穿心莲叶中含有的大量叶绿素可用醇提水沉法除去；利用穿心莲内酯（微溶于三氯甲烷）与脱氧穿心莲内酯（可溶于三氯甲烷）在三氯甲烷中溶解度不同，将二者分离。由于穿心莲内酯在水中难溶，不易制成注射剂，因而将穿心莲内酯制成亚硫酸氢钠加成物（结构中具有双键和醇羟基，可加成、酯化、酰化反应），引入亲水基团以增加其在水中的溶解性，反应式见药材简介部分。

【实验用品】

市售穿心莲粗粉（100g），电热套1000ml（1个），水浴锅（1个），天平1000g/0.1g（1台），循环水式多用真空泵（1台），三用紫外分析仪（1台），超声波清洗器（1台），恒温干燥箱（1台），玻璃层析柱（2cm×30cm）（1个），研钵Φ15cm（1个），锥形瓶1000ml（1个），锥形瓶500ml（1个），铁架台（1个），铜十字夹（1个），铁夹（1个），铁圈6.5cm（1个），药匙（1个），大铁勺（1个），剪刀（1把），烧杯1000ml（1个），烧杯500ml（1个），玻璃棒25cm（1个），下口瓶10L（1个），滴管15cm（1个），保鲜膜（1卷），广泛pH试纸（1包），抽滤瓶垫（1个），抽滤瓶500ml（1个），布氏漏斗Φ100mm（1个），滤纸Φ9cm（1盒），量筒500ml（1个），量筒100ml（1个），量筒10ml（1个），洗瓶500ml（1个），吹风机（1个），直尺20cm（1把），喷雾瓶50ml（1个），玻璃漏斗Φ9cm（1个），丙酮AR 500ml（1瓶），三氯甲烷AR 500ml（1瓶），无水乙醇AR 500ml（1瓶），95%乙醇2500ml（1桶），甲醇AR 500ml（1瓶），3,5-二硝基苯甲酸碱性溶液（100ml），展开缸100×200mm（1个），毛细点样管内径0.5mm（1桶），洗耳球（1个），CMC-Na AR（8g），玻璃板50×200mm（1个），硅胶G 500g（1瓶），圆底烧瓶1000ml（1个），球形冷凝管30cm（1个），直形冷凝管30cm（1个），大接小24、29口（1个），大接小19、24口（1个），蒸馏弯头19口（1个），接收器19口（1个），搅拌器套管19口（1个），活性炭500g（1瓶），尖嘴玻璃管55cm（1个），沸石（1袋），乳胶管（1包），穿心莲内酯对照品含量≥98%（20mg）。

【实验内容】

（一）提取

取穿心莲粗粉100g，加95%乙醇800ml冷浸24小时，过滤后药渣加400ml乙醇，同法再冷浸一次，合并浸出液，回收乙醇浓缩后得到穿心莲二萜内酯总提物。

（二）脱色

采用稀醇法，将内酯类成分总提取物加醇水至含醇量约30%，静置24小时后析出叶绿素和少量内酯，倾出上清液，以纱布滤出叶绿素，同时以少量30%乙醇洗涤两次，洗液与滤液合并，得浅棕色液体，回收乙醇至无醇味，冷却后析出膏状物，需进一步分离纯化。

（三）分离

取上述脱色后的膏状物，加入 5 倍量三氯甲烷振摇后静置 1 小时，过滤，不溶部分再以三氯甲烷同法洗涤两次，合并三氯甲烷液，回收溶剂，得脱氧穿心莲内酯。不溶部分为穿心莲内酯粗品。

（四）精制

将穿心莲内酯粗品加入 15 倍量（V/W）95% 乙醇 10ml 加热回流溶解，放冷后加入溶液体积 1% 的活性炭回流 30 分钟，抽滤，滤液适当回收溶剂浓缩，静置析晶，得精制穿心莲内酯，称重，计算得率。

（五）穿心莲内酯亚硫酸氢钠加成物的制备

取精制穿心莲内酯 0.5g，置于圆底烧瓶再加入 4% 亚硫酸氢钠水溶液与 95% 乙醇 5ml，加热回流 30 分钟，回收溶剂至无醇味。浓缩液以 5ml 蒸馏水 60℃ 以下溶解，冷却后过滤，滤液以少量三氯甲烷洗涤，水层浓缩至约 2ml。加 95% 乙醇 10ml 溶解，过滤后弃去不溶物，滤液减压回收至干，抽松，得穿心莲内酯亚硫酸氢钠加成物，称重，计算得率，测定熔点并进行 TLC 鉴定。

（六）薄层鉴定

1. 穿心莲内酯的鉴定

（1）吸附剂：硅胶 G 薄层板。

（2）展开剂：三氯甲烷 – 无水乙醇（20:1）。

（3）样品：自制穿心莲内酯及穿心莲内酯对照品乙醇溶液。

（4）显色：碘缸内碘蒸汽显色。

2. 穿心莲内酯亚硫酸氢钠加成物的鉴定

（1）吸附剂：硅胶 G 薄层板。

（2）展开剂：三氯甲烷 – 甲醇（9:1）。

（3）样品：自制穿心莲内酯及穿心莲内酯亚硫酸氢钠加成物乙醇溶液。

（4）显色：Kedde 试剂（3，5 – 二硝基苯甲酸碱性溶液）。

【注意事项】

1. 穿心莲中的二萜内酯类化合物性质不稳定，容易氧化聚合而树脂化。因此实验所用原料应选当年未受潮变质的新材，以保证内酯含量和提取效果。

2. 由于亚硫酸氢钠不稳定，为了满足穿心莲内酯与亚硫酸氢钠加成的摩尔比（1:1），实验中亚硫酸氢钠溶液应多加量，并现配现用。

3. 穿心莲内酯静置析晶时，应保证较高含醇量，避免析晶困难、晶形或纯度不好。

4. 穿心莲的提取尽量避免乙醇加热回流，此项操作引入杂质较多，后期纯化困难。

【实验报告】

1. 绘制实验流程图、主要装置图及 TLC 检视图。
2. 简述穿心莲内酯亚硫酸氢钠加成物制备的原理。
3. 叶绿素的除去方法有哪些?
4. 五元不饱和内酯的显色反应有哪些?

第十二节　栀子中京尼平苷的提取、分离和鉴定

【药材简介】

栀子为茜草科植物栀子的干燥成熟果实,可泻火除烦、清热利尿、凉血解毒。栀子中含有的环烯醚萜、西红花色素类及有机酸类是重要的活性成分。现代药理实验表明,栀子中所含有的大量环烯醚萜类化合物是栀子发挥利胆作用的主要物质基础,栀子苷作为栀子中含量最高的环烯醚萜类化合物还有一定的抗炎、改善心衰、抑制肿瘤细胞增殖和防治糖尿病等作用。

京尼平苷,无色针晶或结晶性粉末,味苦,熔点为 161～162℃。可溶于甲醇、乙醇和水,微溶于丙酮、乙醚、乙酸乙酯,不溶于三氯甲烷和石油醚。

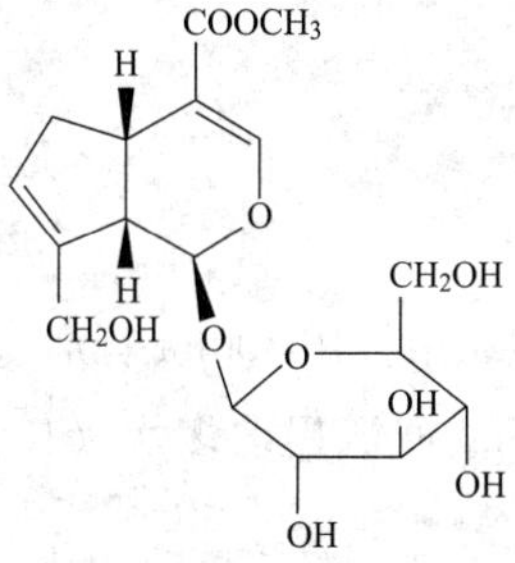

京尼平苷

【实验目的】

1. 掌握大孔树脂柱色谱分离纯化化合物的方法。
2. 掌握从栀子中提取分离环烯醚萜类化合物的方法。

【实验原理】

利用 D101 型大孔树脂具有亲脂性、大孔结构的高分子吸附剂的性质,可吸附极性较小的化合物,除去糖及水溶性色素等大极性杂质,再用醇水梯度洗脱以分离纯化。

【实验用品】

市售栀子粗粉或碎片（100g），电热套1000ml（1个），水浴锅（1个），天平1000g/0.1g（1台），循环水式多用真空泵（1台），三用紫外分析仪（1台），超声波清洗器（1台），恒温干燥箱（1台），大孔树脂D101型（200g），玻璃层析柱（2cm×30cm）（1个），研钵Φ15cm（1个），锥形瓶1000ml（1个），锥形瓶500ml（1个），铁架台（1个），铜十字夹（1个），铁夹（1个），铁圈6.5cm（1个），药匙（1个），大铁勺（1个），剪刀（1把），烧杯1000ml（1个），烧杯500ml（1个），玻璃棒25cm（1个），下口瓶10L（1个），滴管15cm（1个），保鲜膜（1卷），广泛pH试纸（1包），抽滤瓶垫（1个），抽滤瓶500ml（1个），布氏漏斗Φ100mm（1个），滤纸Φ9cm（1盒），量筒500ml（1个），量筒100ml（1个），量筒10ml（1个），洗瓶500ml（1个），吹风机（1个），直尺20cm（1把），喷雾瓶50ml（1个），玻璃漏斗Φ9cm（1个），丙酮AR 500ml（1瓶），甲酸AR 500ml（1瓶），浓硫酸AR 500ml（1瓶），冰醋酸AR 500ml（1瓶），95%乙醇2500ml（1桶），甲醇AR 500ml（1瓶），石油醚60~90℃AR 500ml（1瓶），展开缸100mm×200mm（1个），乙酸乙酯AR 500ml（1瓶），毛细点样管内径0.5mm（1桶），洗耳球（1个），CMC–Na AR（8g），玻璃板50mm×200mm（1个），硅胶G 500g（1瓶），圆底烧瓶1000ml（1个），球形冷凝管30cm（1个），直形冷凝管30cm（1个），大接小24、29口（1个），大接小19、24口（1个），蒸馏弯头19口（1个），接收器19口（1个），搅拌器套管19口（1个），活性炭500g（1瓶），尖嘴玻璃管55cm（1个），沸石（1袋），乳胶管（1包），京尼平苷对照品含量≥98%（20mg）。

【实验内容】

（一）提取

取栀子粗粉100g，放入圆底烧瓶中，用300ml石油醚加热回流0.5~1小时脱脂。倾出石油醚，余下药渣以95%乙醇300ml回流提取多次（1小时*2，30分钟*1），合并醇提液，回收溶剂得乙醇提取物浸膏。

（二）分离纯化

大孔吸附树脂色谱预处理：取D101型大孔吸附树脂25g，加水浸润1小时，装柱。以95%乙醇冲洗柱床，至流出液加两倍量蒸馏水不显浑浊，再用蒸馏水洗柱至流出液无醇味。

上样：将"（一）提取"部分所得浸膏称取2g左右，用适量水加热溶解（60℃以下），抽滤，滤液缓缓沿层析柱内壁加入柱顶。

洗脱：先以水洗脱至流出液Molisch反应呈阴性时停止，再以20%乙醇和50%乙醇顺序洗脱，Molisch反应呈阴性时更换洗脱液。减压浓缩所得的三个洗脱部位，与京尼平苷对照品标准溶液经TLC检测，京尼平苷大部分富集于20%乙醇洗脱液中，即京尼平苷粗品。

（三）精制

将上述20%乙醇洗脱液回收溶剂（减压回收或冷冻真空干燥）至干，以乙酸乙酯－丙酮（1∶1）混合溶液进行重结晶，纯化后即得精制京尼平苷，称重，计算收得率。

（四）薄层鉴定

（1）吸附剂：硅胶 G 薄层板。

（2）展开剂：乙酸乙酯-丙酮-甲酸-水（5∶5∶1∶1）。

（3）样品：自制京尼平苷及京尼平苷对照品乙醇溶液。

（4）显色：10% 硫酸乙醇溶液，喷雾后加热。

【注意事项】

1. D101 型树脂一般含水 70% 左右，储存应保持 5~40℃ 的温度，以防低温将球体冻裂、高温产生霉变，影响使用。

2. 树脂因暴露在空气中或因故失水，不可直接注水，以免树脂漂浮，可用乙醇浸渍处理，使其恢复湿态，再用水清洗干净。

【实验报告】

1. 绘制实验流程图、主要装置图及 TLC 检视图。
2. 简述大孔吸附树脂分离化合物的原理。
3. 简述大孔吸附树脂再生方法。
4. 大孔吸附树脂水洗脱液中含有少量京尼平苷的原因是什么？

第十三节　柴胡中柴胡皂苷的提取、分离和鉴定

【药材简介】

柴胡为伞形科植物柴胡（即北柴胡）、狭叶柴胡（即南柴胡）的干燥根，具有和解表里、疏肝解郁、升阳等作用。常用于治疗胸胁疼痛、往来寒热、脱肛、子宫脱垂、月经不调等。柴胡对中枢神经系统有解热镇静和镇痛止咳的作用，同时还具有抗炎活性，因此也是发热及传染性肝炎的常用药。

柴胡的成分主要为三萜皂苷、黄酮和挥发油类，从中提取的皂苷已广泛应用于临床。从柴胡中分离出的三萜皂苷属齐墩果烷型五环三萜皂苷，多数为双糖苷。研究较多的为四种柴胡皂苷 a、b、c、d 和七种柴胡皂苷元 A、B、C、D、E、F、G，其中柴胡皂苷 a、c、d 含量较高，是主要活性成分。

柴胡中主要成分如下所述。

1. 柴胡皂苷 a（saikosaponin a）　熔点为 225~232℃，易溶于甲醇、乙醇、正丁醇，难溶于三氯甲烷、乙醚、苯、石油醚。

2. 柴胡皂苷 c（saikosaponin c）　熔点为 200~210℃，易溶于甲醇、乙醇、正丁醇，难溶于三氯甲烷、乙醚、苯、石油醚。

3. 柴胡皂苷 d（saikosaponin c） 熔点为 212~218℃，易溶于甲醇、乙醇、正丁醇，难溶于三氯甲烷、乙醚、苯、石油醚。

	R_1	R_2	R_3
柴胡皂苷a	OH	β-OH	-fuc(3→1)glc
柴胡皂苷c	H	β-OH	-glc(6→1)glc(4→1)rha
柴胡皂苷d	OH	α-OH	-fuc(3→1)glc

【实验目的】

1. 掌握从柴胡中提取分离、鉴定皂苷的方法。
2. 掌握皂苷的检识方法。
3. 熟悉高效液相色谱的原理、结构性能和基本操作。

【实验原理】

柴胡皂苷易溶于甲醇、乙醇、正丁醇等极性有机溶剂，难溶于弱极性的有机溶剂，而苷元则易溶于弱极性的有机溶剂。因此，可用甲醇提取苷和苷元，利用二者的溶解性差异将二者分离，再利用各皂苷结构差异，用高效液相色谱法分离。

【实验用品】

市售柴胡粗粉（50g），电热套1000ml（1个），水浴锅（1个），天平1000g/0.1g（1台），循环水式多用真空泵（1台），制备型高效液相色谱仪（紫外或DAD检测器）（1台），制备色谱柱（1个），色谱甲醇GR 4L（1瓶），三用紫外分析仪（1台），超声波清洗器（1台），恒温干燥箱（1台），玻璃层析柱（2cm×30cm）（1个），研钵Φ15cm（1个），锥形瓶1000ml（1个），锥形瓶500ml（1个），铁架台（1个），铜十字夹（1个），铁夹（1个），铁圈6.5cm（1个），药匙（1个），大铁勺（1个），剪刀（1把），烧杯1000ml（1个），烧杯500ml（1个），玻璃棒25cm（1个），下口瓶10L（1个），滴管15cm（1个），保鲜膜（1卷），广泛pH试纸（1包），抽滤瓶垫（1个），抽滤瓶500ml（1个），布氏漏斗Φ100mm（1个），滤纸Φ9cm（1盒），量筒500ml（1个），量筒100ml（1个），量筒10ml（1个），洗瓶500ml（1个），吹风机（1个），直尺20cm（1把），喷雾瓶50ml（2个），玻璃漏斗Φ9cm（1个），三氯甲烷AR 500ml（1瓶），无水乙醇AR 500ml（1瓶），甲醇AR 500ml（6瓶），正丁醇AR 500ml（1瓶），展开缸100mm×200mm（1个），毛细点样管内径0.5mm（1桶），洗耳球（1个），CMC-Na AR（8g），玻璃板50mm×200mm（1个），硅胶G 500g（1瓶），圆底烧瓶1000ml（1个），球形冷凝管30cm（1个），直形冷凝管30cm（1个），大接小24、29口（1个），大接小19、24口（1个），蒸馏弯头19口（1个），接收器19口（1个），搅拌器套管19口（1个），活性炭500g（1瓶），三氯化锑AR（5g），尖嘴玻璃管55cm（1个），沸石（1袋），乳胶管（1包），柴胡皂苷a对照品含量≥98%（20mg）。

【实验内容】

（一）提取

取柴胡粗粉 50g 置于圆底烧瓶中，用甲醇 300ml（用量可调整，以浸没过药材表面 1cm 为度）回流提取两次，每次 2 小时，合并甲醇提取液，回收溶剂得到浓缩物，将浓缩物加水适量，搅拌后滤去不溶物，滤液转移至分液漏斗中，以正丁醇萃取皂苷多次，合并正丁醇提取液回收溶剂至干，得柴胡总提取物。

（二）分离

1. 皂苷与皂苷元的分离　上述总提取物加入乙醚适量回流 30 分钟，弃去乙醚液（含柴胡皂苷元），乙醚不溶物为柴胡总皂苷。

2. 皂苷的分离　选用制备型高效液相色谱分离柴胡皂苷 a，根据所选色谱柱规格设置适合流速，流动相为 80% 甲醇，检测波长为 204nm，以柴胡皂苷 a 对照品标准溶液保留时间做参照，收集柴胡皂苷 a 的洗脱液，回收溶剂至干，得精制柴胡皂苷 a。

（三）薄层鉴定

（1）吸附剂：硅胶 G 薄层板。

（2）展开剂：乙酸乙酯 – 乙醇 – 水（18∶2∶1）。

（3）样品：自制柴胡皂苷 a 及柴胡皂苷 a 对照品乙醇溶液。

（4）显色：$SbCl_3$ 的三氯甲烷溶液或 20% 硫酸乙醇溶液。

【注意事项】

柴胡总皂苷也可经由大孔树脂制备，大孔树脂使用前务必经过预处理。

【实验报告】

1. 绘制实验流程图、主要装置图及 TLC 检视图。
2. 简述检识区别三萜皂苷和甾体皂苷的方法。
3. 皂苷的分离方法有哪些？

第十四节　女贞子中齐墩果酸的提取、分离和鉴定

【药材简介】

女贞子为木犀科植物女贞的干燥成熟果实，为常用的扶正固本中药，可乌发明目，滋阴补肾。研究证实其增强免疫的主要有效成分为齐墩果酸、熊果酸及乙酰齐墩果酸。齐墩果酸以游离态和苷的形式同存于女贞子中，其齐墩果酸含量以幼果期最高（可达 8%），成

熟果实中含量下降（低至2.5%）；女贞子不同部位齐墩果酸含量不同，由高到低依次为：外果皮、全果实、内果皮、种仁。

齐墩果酸属五环三萜类化合物，在百余种植物中都有分布，多数是以苷的形式存在，少数几种植物中齐墩果酸含量较高（>10%），如龙牙、刺五加等，是提取齐墩果酸的理想药源。齐墩果酸对多种类型变态反应都有抑制作用，是一种良好的免疫调节剂，具有抗癌，保肝，降血糖，增强免疫力等功效。

女贞子中已知主要有效成分如下所述。

1. 齐墩果酸（oleanolic acid） 白色针晶，熔点为305~306℃，可溶于甲醇、乙醇、乙醚、三氯甲烷、丙酮等，不溶于水。

2. 熊果酸（ursolic acid） 又称乌苏酸，白色针晶，熔点为286~287℃，可溶于二氧六环、吡啶、乙醇，微溶于苯、三氯甲烷、乙醚，不溶于水。

3. 乙酰齐墩果酸（acetyl oleanolic acid） 白色簇晶。熔点为258~260℃。溶于三氯甲烷、乙醇、乙醚、不溶于水。

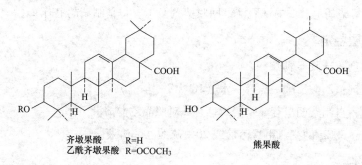

齐墩果酸　　　R=H
乙酰齐墩果酸　R=OCOCH$_3$　　　　熊果酸

【实验目的】

1. 掌握三萜皂苷元的提取、分离及鉴定方法。
2. 学习两相水解法的原理和操作方法。

【实验原理】

女贞子果实中齐墩果酸包含游离型和苷两种形式，采用酸水解三氯甲烷同步萃取法提取苷元。

【实验用品】

市售女贞子果皮粗粉（500g），电热套1000ml（1个），水浴锅（1个），天平1000g/0.1g（1台），循环水式多用真空泵（1台），渗漉筒90mm×300mm（1个），分液漏斗1000ml（1个），三用紫外分析仪（1台），超声波清洗器（1台），挥发油提取器（1套），恒温干燥箱（1台），玻璃层析柱（2cm×30cm）（1个），研钵Φ15cm（1个），锥形瓶1000ml（1个），锥形瓶500ml（1个），铁架台（1个），铜十字夹（1个），铁夹（1个），铁圈6.5cm（1个），药匙（1个），大铁勺（1个），剪刀（1把），烧杯1000ml（1个），烧杯500ml

(1 个), 玻璃棒 25cm (1 个), 下口瓶 10L (1 个), 滴管 15cm (1 个), 保鲜膜 (1 卷), 广泛 pH 试纸 (1 包), 抽滤瓶垫 (1 个), 抽滤瓶 500ml (1 个), 布氏漏斗 Φ100mm (1 个), 滤纸 Φ9cm (1 盒), 量筒 500ml (1 个), 量筒 100ml (1 个), 量筒 10ml (1 个), 洗瓶 500ml (1 个), 吹风机 (1 个), 直尺 20cm (1 把), 喷雾瓶 50ml (1 个), 玻璃漏斗 Φ9cm (1 个), 无水乙醇 AR 500ml (1 瓶), 环己烷 AR 500ml (1 瓶), 醋酐 AR 500ml (1 瓶), 浓硫酸 AR 500ml (1 瓶), 三氯甲烷 AR 500ml (1 瓶), 乙酸乙酯 AR 500ml (1 瓶), 展开缸 100mm×200mm (1 个), 毛细点样管内径 0.5mm (1 桶), 洗耳球 (1 个), CMC-Na AR (8g), 玻璃板 50mm×200mm (1 个), 硅胶 G 500g (1 瓶), 圆底烧瓶 1000ml (1 个), 球形冷凝管 30cm (1 个), 直形冷凝管 30cm (1 个), 大接小 24、29 口 (1 个), 大接小 19、24 口 (1 个), 蒸馏弯头 19 口 (1 个), 接收器 19 口 (1 个), 搅拌器套管 19 口 (1 个), 盐酸 AR 500ml (1 瓶), 活性炭 500g (1 瓶), 尖嘴玻璃管 55cm (1 个), 沸石 (1 袋), 乳胶管 (1 包), 齐墩果酸对照品含量≥98% (20mg)。

【实验内容】

(一) 提取分离

称取女贞子果皮粗粉 500g, 置于圆底烧瓶内, 加 15% 盐酸溶液 350ml、三氯甲烷 250ml, 70℃ 水浴回流水解 2 小时, 过滤, 取三氯甲烷液至分液漏斗中, 加蒸馏水洗至中性, 加无水硫酸钠脱水过滤后, 得三氯甲烷提取液Ⅰ。药渣于布氏漏斗上用水洗至中性后抽干, 干燥药渣以三氯甲烷 250ml 回流 1 小时, 过滤后得三氯甲烷提取液Ⅱ。合并提取液Ⅰ、Ⅱ, 留取 1ml 用作薄层鉴定, 其余回收溶剂至糖浆状, 得总皂苷元。

(二) 纯化

取总皂苷元, 以少量石油醚或苯洗涤除去极性极小的成分, 抽干析出的固体, 得浅黄色析出物。用 1:100 倍量 (W/V) 95% 乙醇回流 10 分钟, 过滤, 滤液浓缩至适量, 静置析晶, 得齐墩果酸粗品。用 95% 乙醇多次重结晶可纯化齐墩果酸。

(三) 鉴定

1. 显色反应 取少量齐墩果酸结晶, 置试管中, 加醋酐 1ml 溶解并搅拌均匀, 滴加浓硫酸 1 滴于溶液的边缘, 在两液层交界处出现紫红色环。

2. 薄层鉴别

(1) 吸附剂: 硅胶 G 薄层板。

(2) 展开剂: 环己烷 - 乙酸乙酯 (8:2)。

(3) 样品: 自制齐墩果酸及齐墩果酸对照品乙醇溶液。

(4) 显色: 10% 香草醛 - 硫酸喷雾后 105℃ 烘至斑点清晰, 显色前后分别在日光和紫外光 (365nm) 下检视。

【注意事项】

1. 女贞子中齐墩果酸的含量随采收季节和产地不同差异较大, 实验中可根据含量情况增减药材用量。

2. 用石油醚或苯洗涤总皂苷元时应控制用量,以防齐墩果酸的损失。

【实验报告】

1. 绘制实验流程图、主要装置图及 TLC 检视图。
2. 简述采用女贞子果皮作原料的优点。
3. 简述两相溶剂水解法的原理。

第十五节 甘草中甘草酸的提取、分离和鉴定

【药材简介】

甘草为豆科植物甘草、胀果甘草或光果甘草的干燥根和根茎,可补脾益气、清热解毒、祛痰镇咳、调和诸药,素有"国老"之称。具有抗肿瘤、抑制艾滋病毒、抗炎、抗变态反应作用,临床用于治疗胃及十二指肠溃疡、肝炎等。

甘草含有三萜皂苷及黄酮两类活性成分,其中,甘草酸作为甘草中含量最高的三萜皂苷,具有较强活性,如肾上腺皮质激素样作用、保肝作用等。甘草酸在提取纯化后经常进一步制备为盐(如甘草酸单钾盐或三钾盐)或水解后的苷元(甘草次酸)再行制剂。

甘草酸及其苷元的结构与主要理化性质如下所述。

1. 甘草酸(glycyrrhizic acid) 无色柱晶,熔点为170℃,可溶于甲醇、热稀乙醇、丙酮、热水,不溶于乙醚、无水乙醇。在一定温度和压力下,可被稀酸水解为甘草次酸及两分子葡萄糖醛酸。

2. 甘草次酸(glycyrrhetinic acid) α-型为无色片晶,熔点为283℃;β-型为无色针晶,熔点为296℃,两种晶型均可溶于乙醇和三氯甲烷。

【实验目的】

1. 掌握甘草酸的提取、分离方法。
2. 学习皂苷的性质及鉴定方法。

【实验原理】

甘草酸在药材中以盐的形式存在，甘草酸盐易溶于水，因此用水提取甘草酸盐，再以硫酸使甘草酸游离而析出（甘草酸不溶于冷水）。甘草酸通常制成性质更加稳定，晶型完好的甘草酸单钾盐易于保存。

【实验用品】

市售甘草粗粉（20g），电热套1000ml（1个），水浴锅（1个），天平1000g/0.1g（1台），循环水式多用真空泵（1台），分液漏斗1000ml（1个），三用紫外分析仪（1台），超声波清洗器（1台），挥发油提取器（1套），恒温干燥箱（1台），玻璃层析柱（2cm×30cm）（1个），研钵Φ15cm（1个），锥形瓶1000ml（1个），锥形瓶500ml（1个），铁架台（1个），铜十字夹（1个），铁夹（1个），铁圈6.5cm（1个），药匙（1个），大铁勺（1个），剪刀（1把），烧杯1000ml（1个），烧杯500ml（1个），玻璃棒25cm（1个），下口瓶10L（1个），滴管15cm（1个），保鲜膜（1卷），广泛pH试纸（1包），抽滤瓶垫（1个），抽滤瓶500ml（1个），布氏漏斗Φ100mm（1个），滤纸Φ9cm（1盒），量筒500ml（1个），量筒100ml（1个），量筒10ml（1个），洗瓶500ml（1个），吹风机（1个），直尺20cm（1把），喷雾瓶50ml（1个），玻璃漏斗Φ9cm（1个），无水乙醇AR 500ml（1瓶），冰醋酸AR 500ml（1瓶），氢氧化钾AR（20g），醋酐AR 500ml（1瓶），浓硫酸AR 500ml（1瓶），三氯甲烷AR 500ml（1瓶），乙酸乙酯AR 500ml（1瓶），广泛pH试纸（1包），展开缸100×200mm（1个），毛细点样管内径0.5mm（1桶），洗耳球（1个），CMC-Na AR（8g），玻璃板50×200mm（1个），硅胶G 500g（1瓶），圆底烧瓶1000ml（1个），球形冷凝管30cm（1个），直形冷凝管30cm（1个），大接小24、29口（1个），大接小19、24口（1个），蒸馏弯头19口（1个），接收器19口（1个），搅拌器套管19口（1个），盐酸AR 500ml（1瓶），尖嘴玻璃管55cm（1个），沸石（1袋），乳胶管（1包），甘草酸单钾盐对照品含量≥98%（20mg）。

【实验内容】

（一）提取分离

取甘草粗粉20g，加150ml水后水浴温浸30分钟，薄脱脂棉层过滤后，药渣再以同法提取一次。合并滤液回收溶剂至40ml，滤除不溶物。放冷后加入浓硫酸不断搅拌，至不再析出沉淀（甘草酸）。稍静置后，弃去上清，下层棕色黏性物质用水洗涤3~4次，室温放置干燥，研磨成粉，得甘草酸粗品。

甘草酸粗品置于圆底烧瓶中，以50ml乙醇回流1小时，过滤后残渣再同法回流一次，合并滤液，浓缩至20ml后冷却。边搅拌边加入20%氢氧化钾乙醇溶液至不析出沉淀（pH=8左右），静置析晶，得甘草酸三钾盐。干燥器内真空干燥，称重。

甘草酸三钾盐置于烧杯中，加15ml冰醋酸水浴加热溶解，趁热过滤后，以少量冰醋酸将滤纸上残留的甘草酸洗下,滤液放冷,静置析晶。抽滤白色结晶,用无水乙醇洗涤,抽干,得白色甘草酸单钾盐。

(二) 鉴定

1. 显色反应

(1) 三氯甲烷-浓硫酸反应:取少量甘草酸单钾盐,加三氯甲烷 1ml 溶解于试管中,沿试管内壁加入 1ml 浓硫酸,三氯甲烷层显红或青色,硫酸层显绿色荧光。

(2) 醋酐-浓硫酸反应:取少量甘草酸单钾盐,置白瓷板上,加醋酐 0.5ml 溶解并搅拌均匀,滴加浓硫酸 1 滴于溶液的边缘,液体呈现紫红色至污绿色。

2. 泡沫实验 取少量甘草单钾盐置于试管中,以 2ml 蒸馏水溶解,振摇。放置 10 分钟后观察泡沫变化。

3. 薄层鉴别

(1) 吸附剂:硅胶 G 薄层板。

(2) 展开剂:正丁醇-乙酸-水(6∶4∶3)上层。

(3) 样品:自制甘草酸单钾盐及甘草酸单钾盐对照品 70% 乙醇溶液。

(4) 显色:10% 磷钼酸乙醇溶液喷雾。

【注意事项】

制备过程中得到的甘草酸三钾盐需要在干燥器中保存,避免吸潮。

【实验报告】

1. 绘制实验流程图、主要装置图及 TLC 检视图。
2. 简述提取甘草酸有哪些方法。
3. 简述判别药材中是否含有皂苷的方法;区分三萜皂苷和甾体皂苷的方法有哪些?

第十六节 黄花夹竹桃中黄夹苷的提取、分离和鉴定

【药材简介】

黄花夹竹桃为夹竹桃科植物。味辛,有毒,具强心作用。其果仁中含有多种强心苷(含量 8%~10%),主要有以下七种:黄夹苷甲、黄夹苷乙、黄夹次苷甲、黄夹次苷乙、黄夹次苷丙、黄夹次苷丁、单乙酰黄夹次苷乙。其中黄夹苷甲和黄夹苷乙为原生苷,含量约为 1%~2%,其余为次生苷。

本次实验制得的黄夹苷为总次生苷的混合物,主要包含黄夹次苷甲(约占总黄夹苷的 20%)、黄夹次苷乙(约占总黄夹苷的 50%)和单乙酰黄夹次苷乙(约占总黄夹苷的 9%)三种次生苷,另含少量黄夹次苷丙,黄夹次苷丁的含量最低。黄夹苷为白色结晶,味苦、

无嗅、有黏膜刺激作用。黄夹苷商品名为强心灵,由于其具有强心作用被用于治疗心衰、心速、房颤等心脏疾病。

黄花夹竹桃中主要成分如下所述。

L-黄夹糖　　　　L-单乙酰黄夹糖

名称	R_1	R_2	熔点（℃）	备注
黄夹苷甲	-CHO	黄夹糖-（葡萄糖）$_2$	190~192	原生苷
黄夹苷乙	-CH$_3$	黄夹糖-（葡萄糖）$_2$	190~195	原生苷
黄夹次苷甲	-CHO	黄夹糖	145~147	次生苷
黄夹次苷乙	-CH$_3$	黄夹糖	203~207	次生苷
黄夹次苷丙	-CH$_2$OH	黄夹糖	239~240	次生苷
黄夹次苷丁	-COOH	黄夹糖	168~170	次生苷
单乙酰黄夹次苷乙	-CH$_3$	单乙酰黄夹糖	215~218	次生苷

【实验目的】

1. 学习黄夹苷的提取方法及原理。
2. 了解强心苷（原生苷、次生苷）的性质及鉴定方法。
3. 通过纸色谱（PC）和薄层色谱（TLC）检查酶解前后黄花夹竹桃果仁所含成分的变化。

【实验原理】

黄花夹竹桃果仁中含有原生苷,同时还含有酶,可将原生苷转变为次生苷。由于次生苷为主要目标活性成分,因此在适宜的温度和湿度条件下,利用酶的活性使原生苷酶解（发酵）为次生苷,再用乙醇提取次生苷。

【实验用品】

市售黄花夹竹桃坚果（150g）,电热套1000ml（1个）,水浴锅（1个）,天平1000g/0.1g（1台）,循环水式多用真空泵（1台）,三用紫外分析仪（1台）,超声波清洗器（1台）,恒温干燥箱（1台）,研钵Φ15cm（1个）,索氏提取器250ml（1套）,锥形瓶1000ml（1个）,锥形瓶500ml（1个）,浓硫酸AR 500ml（1瓶）,甲酰胺AR（20g）,凡士林AR 500g（1瓶）,铁架台（1个）,铜十字夹（1个）,铁夹（1个）,铁圈6.5cm（1个）,

药匙（1个），大铁勺（1个），剪刀（1把），烧杯1000ml（1个），烧杯500ml（1个），玻璃棒25cm（1个），下口瓶10L（1个），滴管15cm（1个），保鲜膜（1卷），脱脂棉（1包），白绳（1卷），广泛pH试纸（1包），抽滤瓶垫（1个），抽滤瓶500ml（1个），布氏漏斗Φ100mm（1个），滤纸Φ9cm（1盒），量筒500ml（1个），量筒100ml（1个），量筒10ml（1个），洗瓶500ml（1个），吹风机（1个），直尺20cm（1把），喷雾瓶50ml（1个），玻璃漏斗Φ9cm（1个），三氯甲烷AR 500ml（1瓶），甲苯AR 500ml（30ml），95%乙醇2500ml（3桶），甲醇AR 500ml（1瓶），乙醚AR 500ml（1瓶），活性炭500g（1瓶），展开缸100×200mm（1个），中性氧化铝（200~300目）软板（1个），丙酮AR 500ml（1瓶），二甲苯AR 500ml（1瓶），甲乙酮AR 500ml（1瓶），毛细点样管内径0.5mm（1桶），洗耳球（1个），3,5-二硝基苯甲酸AR（10g），CMC-Na AR（8g），玻璃板50×200mm（1个），氢氧化钠AR（50g），苯胺AR（1.4g），硅胶G 500g（1瓶），三氯化铁AR（4g），冰醋酸AR 500ml（30ml），苦味酸AR（5g），圆底烧瓶1000ml（1个），球形冷凝管30cm（1个），直形冷凝管30cm（1个），大接小24、29口（1个），大接小19、24口（1个），蒸馏弯头19口（1个），接收器19口（1个），搅拌器套管19口（1个），尖嘴玻璃管55cm（1个），沸石（1袋），乳胶管（1包），黄夹次苷甲、黄夹次苷乙和单乙酰黄夹次苷乙对照品含量≥98%（20mg）。

【实验内容】

（一）黄夹苷（黄夹总次苷）的提取和精制

1. 原料处理 称取黄花夹竹桃坚果150g，除去硬果壳，将所得果仁称重后置研钵中研细（过20目筛），称重。

2. 脱脂 将研细的果仁粉末，包在滤纸袋中置于索氏提取器中用石油醚脱脂4~5小时，可适当延长脱脂时间至脱脂完全。检验方法：用滴管吸取索氏提取器中部（浸泡滤纸袋部位）的石油醚液，滴在滤纸上若无残留油迹即说明脱脂完全，将脱脂粉末干燥，称重。

3. 酶解 将脱脂果仁粉末置于锥形瓶中，加40℃的水适量至粉末被完全湿润（果仁粉末5倍量）。再加脱脂果仁粉末重量的2.5%的甲苯，振摇后加盖。在35~40℃的恒温箱中酶解24小时，观察记录发酵物的颜色及pH值变化。

4. 提取 向发酵后的粉末中依次加入15倍量、5倍量（相当于脱脂粉末重）95%乙醇，每次振摇10分钟左右，抽滤。残渣用适量乙醇洗一次，合并乙醇液。回收浓缩乙醇至脱脂粉末的5倍量体积，加脱脂粉末12.5倍量的水，静置过夜使沉淀析出完全后过滤，干燥后称重，得黄夹苷粗品。

5. 精制 取黄夹苷粗品，加40倍量95%乙醇加热回流10分钟。放冷后再加粗品量15%~16%的活性炭脱色10分钟（加热回流），过滤，滤液减压浓缩至粗品5倍量体积后，加入浓缩液体积3倍量蒸馏水静置析晶，抽滤所得结晶以少量乙醚洗涤，小于70℃的温度下干燥，称重，即得精制黄夹苷，计算得率。

(二) 黄夹苷的鉴定

1. 色谱鉴定

（1）纸色谱鉴定

1）色谱滤纸：取所需大小的色谱滤纸，使其均匀地通过盛有甲酰胺-丙酮（3:7）溶液的培养皿，悬吊于空气中风干待用。

2）样品：自制黄夹苷及黄夹次苷甲、黄夹次苷乙和单乙酰黄夹次苷乙对照品甲醇溶液。

3）展开剂：甲酰胺饱和的二甲苯-甲乙酮（1:1）上层。

4）展开：将点样后的滤纸条吊挂在色谱筒内，用展开剂饱和30分钟后，以上行法展开，上行展开20cm左右时取出纸条在空气中晾干，置恒温箱120℃烘烤1小时以除去滤纸上的甲酰胺，显色。

5）显色：用Kedde试剂显色，试剂的组成为：

A：2% 3,5-二硝基苯甲酸甲醇溶液；

B：5% NaOH乙醇溶液。

显色时分别在纸上喷A、B两种试剂，强心苷呈现红色斑点，计算Rf值。

（2）TLC鉴定

1）样品：自制黄夹苷及黄夹次苷甲、黄夹次苷乙和单乙酰黄夹次苷乙对照品甲醇溶液。

2）吸附剂：硅胶-G薄层板。

3）展开剂：三氯甲烷-甲醇（10:1）。

4）显色剂：喷以50%硫酸水溶液，于105℃烘烤10分钟。

样品中三个主斑点与对照品Rf值相同，Rf值由小到大依次为黄夹次苷甲，黄夹次苷乙和单乙酰黄夹次苷乙。

2. 化学检识

（1）Kedde反应（3,5-二硝基苯甲酸反应）：取少量精制黄夹苷样品于试管中，加1ml乙醇溶解后，加入4% NaOH乙醇溶液2滴，再加2% 3,5-二硝基苯甲酸甲醇溶液2滴，强心苷溶液应呈紫红色。

（2）Baljet反应（碱性苦味酸反应）：取少量样品于试管中，加1ml乙醇溶解后，加1~2滴碱性苦味酸试剂，放置15分钟左右，强心苷溶液应呈橙红色。

（3）Keller-Kiliani反应（三氯化铁-冰醋酸反应）：取少量样品于试管中，加0.5% $FeCl_3$的冰醋酸溶液2ml溶解，然后沿管壁缓缓加入浓硫酸1ml，观察现象（若有α-去氧糖则两液界面呈现蓝色，渐变为浅绿蓝色，最后冰醋酸层呈现蓝色）。

【注意事项】

1. 严格控制好酶解时的温度、时间等条件，记录其TLC成分及pH变化情况。

2. 甲酰胺的作用是，在纸色谱中，由于极性偏低的化合物在水中分配少，需用甲酰胺调节极性,以降低固定相的极性。

【实验报告】

1. 绘制实验流程图、主要装置图及 TLC 检视图。
2. 简述本实验不采用"杀酶保苷",而设置"酶解"环节的原因。
3. 简述甲酰胺处理滤纸的原因。
4. 根据 7 种强心苷的结构,分析其极性大小,推测它们在 PC、TLC 上 R_f 值的大小。

第十七节　穿山龙中薯蓣皂苷元的提取、分离和鉴定

【药材简介】

穿山龙为薯蓣科植物穿龙薯蓣的干燥根茎,具有祛风止痛、祛痰平喘、舒筋活血等功效,用于风湿性关节炎、咳嗽气喘等症。薯蓣皂苷元在穿山龙中含量约为 1%～3%,是目前制造多种甾体类药物的重要原料,如市面上较多口服避孕药和甾体激素类都是以薯蓣皂苷元为前体化合物进行一定结构修饰后制成的。薯蓣科薯蓣属的多种植物中都分布有薯蓣皂苷元,已用于生产的原料来源除了穿龙薯蓣外,还有盾叶薯蓣、紫黄姜及黄山药。

穿山龙中主要成分如下所述。

1. 薯蓣皂苷(dioscin)　无定形粉末或针状结晶,熔点为 275～277℃。可溶于甲醇、乙醇、甲酸、醋酸、吡啶、三氯甲烷-甲醇(3:1)混合溶液,难溶于丙酮和乙醚等弱极性有机溶剂,不溶于水。

2. 薯蓣皂苷元(diosgenin)　由薯蓣皂苷水解脱掉一分子葡萄糖和两分子鼠李糖得到,为白色结晶性粉末,熔点为 204～207℃。可溶于甲酸、醋酸及其他常用有机溶剂中,不溶于水。

【实验目的】

1. 掌握穿山龙中薯蓣皂苷元的提取分离的原理和方法。
2. 掌握苷类酸催化水解的方法。
3. 掌握薯蓣皂苷元的理化性质及其检识方法。

【实验原理】

薯蓣皂苷元在穿山龙中以苷的形式存在，经酸水解可得到苷元与糖，可利用薯蓣皂苷元不溶于水（不向酸水解液中转移，留在原料中）、易溶于有机溶剂的性质，直接从酸水解后的原料粗粉中用石油醚或其他有机溶剂提取薯蓣皂苷元。

【实验用品】

市售穿山龙粗粉或碎片（50g），电热套 1000ml（1 个），水浴锅（1 个），天平 1000g/0.1g（1 台），循环水式多用真空泵（1 台），三用紫外分析仪（1 台），超声波清洗器（1 台），恒温干燥箱（1 台），索氏提取器 250ml（1 个），研钵 Φ15cm（1 个），锥形瓶 1000ml（1 个），锥形瓶 500ml（1 个），铁架台（1 个），铜十字夹（1 个），铁夹（1 个），铁圈 6.5cm（1 个），药匙（1 个），大铁勺（1 个），剪刀（1 把），烧杯 1000ml（1 个），烧杯 500ml（1 个），玻璃棒 25cm（1 个），下口瓶 10L（1 个），滴管 15cm（1 个），保鲜膜（1 卷），广泛 pH 试纸（1 包），抽滤瓶垫（1 个），抽滤瓶 500ml（1 个），布氏漏斗 Φ100mm（1 个），滤纸 Φ9cm（1 盒），量筒 500ml（1 个），量筒 100ml（1 个），量筒 10ml（1 个），洗瓶 500ml（1 个），吹风机（1 个），直尺 20cm（1 把），喷雾瓶 50ml（1 个），玻璃漏斗 Φ9cm（1 个），三氯甲烷 AR 500ml（1 瓶），95% 乙醇 2500ml（1 桶），甲醇 AR 500ml（1 瓶），石油醚 60～90℃ AR 500ml（1 瓶），展开缸 100×200mm（1 个），乙酸乙酯 AR 500ml（1 瓶），毛细点样管内径 0.5mm（1 桶），洗耳球（1 个），CMC-Na AR（8g），玻璃板 50×200mm（1 个），硅胶 G 500g（1 瓶），圆底烧瓶 1000ml（1 个），球形冷凝管 30cm（1 个），直形冷凝管 30cm（1 个），大接小 24、29 口（1 个），大接小 19、24 口（1 个），蒸馏弯头 19 口（1 个），接收器 19 口（1 个），搅拌器套管 19 口（1 个），活性炭 500g（1 瓶）尖嘴玻璃管 55cm（1 个），沸石（1 袋），乳胶管（1 包），薯蓣皂苷元对照品含量≥98%（20mg）。

【实验内容】

（一）薯蓣皂苷的水解

取穿山龙粗粉或碎片 50g，置圆底烧瓶中，加 5% 硫酸 200ml，室温浸泡 24 小时，加热回流 4～6 小时，倒去酸水后得到酸性药渣（水解所得糖），加入清水洗涤 2～3 次，药渣倒入乳钵中，加入碳酸钠粉末反复研磨调节 pH 至中性，少量蒸馏水洗，抽干，80℃以下干燥 12 小时，得中性药渣（富含水解产物苷元）。

（二）薯蓣皂苷元的提取

将上述干燥药渣装入滤纸筒中后放于索氏提取器内，以石油醚300ml 水浴回流提取 3～4 小时，回收石油醚至 10～15ml，转入小烧杯中，放冷静置析晶，用少量冷石油醚洗涤所得结晶，抽干后即得薯蓣皂苷元粗品。

（三）薯蓣皂苷元的精制

将上述粗品加 10～20ml 95% 乙醇加热溶解，抽滤，静置析晶，即得薯蓣皂苷元精品，称重，计算收得率。

（四）薯蓣皂苷元的鉴定

1. 化学检识

（1）三氯甲烷－浓硫酸反应：取少量薯蓣皂苷元结晶，加三氯甲烷 1ml 溶解于试管中，沿试管内壁加入 1ml 浓硫酸，三氯甲烷层显红或青色，硫酸层显绿色荧光。

（2）醋酐－浓硫酸反应：取少量薯蓣皂苷元结晶，置白瓷板上，加醋酐 0.5ml 溶解并搅拌均匀，滴加浓硫酸 1 滴于溶液的边缘，液体呈现紫红色至污绿色。

2. 薄层检识

（1）吸附剂：硅胶 G 薄层板。

（2）展开剂：三氯甲烷－乙酸乙酯（8:2）或石油醚－乙酸乙酯（7:3）。

（3）样品：自制薯蓣皂苷元及薯蓣皂苷元对照品乙醇溶液。

（4）显色：5% 磷钼酸乙醇溶液，喷雾后加热，显蓝绿色斑点。

【注意事项】

1. 实验所选取原料穿山龙中除了含量较高的薯蓣皂苷外还含有多种苷元为薯蓣皂苷元的甾体皂苷，均可通过酸水解得到薯蓣皂苷元。

2. 薯蓣皂苷水解步骤中，酸液加热回流时，须用小火加热保持微沸，防止泡沫溢出。

3. 穿山龙粗粉经酸水解后，应充分洗涤至中性，确保无酸液残留，以免烘干时发生炭化。

4. 皂苷元精制步骤中，如皂苷元粗品溶解后颜色较深，可加 1%～2% 活性炭脱色。

5. 针对皂苷的检识实验，如泡沫实验和溶血实验，可以在水解前，用穿山龙粗粉或皂苷粗提物做。

【实验报告】

1. 绘制实验流程图、主要装置图及 TLC 检视图。

2. 设计一个实验，证明水解液中含有葡萄糖和鼠李糖两种单糖。

3. 工业生产制备薯蓣皂苷元有预先发酵步骤，该步骤提高薯蓣皂苷元得率的原因可能是什么？

4. 简述薯蓣皂苷和薯蓣皂苷元的检识方法。

第十八节 粉防己中防己生物碱的提取、分离和鉴定

【药材简介】

防己是防己科千金藤植物粉防己的干燥根,又称汉防己、倒地拱、百木香,具有祛风解热、镇痛、利水消肿等功效。其醇提物是复方罗布麻降压片的主要组成部分。

粉防己的主要成分是生物碱,含量约 2%~5%,其中主要是粉防己甲素(又称粉防己碱或汉防己碱)、粉防己乙素(又称防己诺林碱或去甲粉防己碱),二者均属双苯甲基四氢异喹啉类生物碱。另外,防己中还含有少量轮环藤酚碱(又称汉己素),属原小檗碱型生物碱。

本次实验可提取分离得到粉防己甲素、粉防己乙素及少量轮环藤酚碱结晶。

粉防己中主要生物碱的物理性质如下所述。

1. 粉防己甲素(tetrandrine)

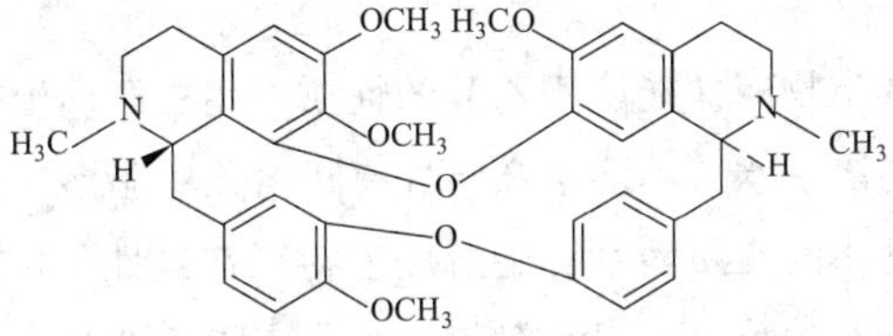

无色针状结晶,丙酮中所得结晶有双熔点,126~127℃和217~218℃。不溶于水,易溶于甲醇、乙醇、乙醚、苯和三氯甲烷等有机溶剂及稀酸水溶液,不溶于石油醚。

2. 粉防己乙素(fangchinoline)

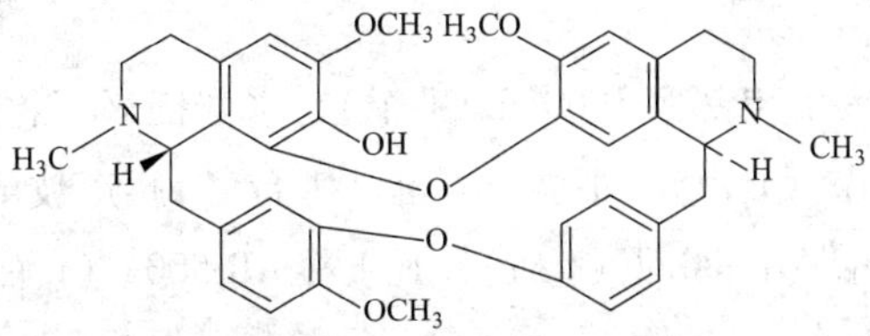

粉防己乙素在不同溶剂中结晶所得晶形与熔点不同:丙酮中所得结晶为无色针状结晶,有双熔点,134~136℃和238~240℃;甲醇中所得结晶为细棒状结晶,熔点为177~179℃;乙醇中所得结晶为细棒状结晶,熔点为240~245℃。溶解度与粉防己甲素相似,但由于具有一个隐性酚羟基,极性稍大,在冷苯中溶解度小于粉防己甲素,而在乙醇中溶解度大于粉防己甲素,也因为隐形酚羟基的缘故,不溶于 NaOH 溶液。

3. 轮环藤酚碱（cyclanoline）

本化合物为水溶性酚性季铵碱，氯化物为无色正八面体或针状结晶，熔点为 214～216℃，苦味酸盐为黄色结晶，熔点为 154～156℃，碘化物为无色丝状结晶，熔点为 185℃，易溶于水、甲醇、乙醇等极性较大溶剂，难溶于弱极性有机溶剂。

【实验目的】

1. 掌握生物碱的一般提取方法。
2. 掌握脂溶性生物碱和水溶性生物碱的分离纯化方法。
3. 熟悉生物碱常用鉴定方法（沉淀反应及薄层色谱等）。

【实验原理】

利用大多数生物碱或生物碱盐能溶于乙醇的性质，用乙醇回流提取法提取防己总生物碱。利用季铵型生物碱易溶于水、不溶于亲脂性有机溶剂；脂溶性生物碱在酸性条件下成盐后，溶于水不溶于极性小的有机溶剂；脂溶性生物碱在碱性条件下成游离生物碱，溶于极性小的有机溶剂不溶于水的特点，用溶剂萃取法分离脂溶性和水溶性生物碱（使脂溶性的粉防己甲素及粉防己乙素与水溶性的轮环藤酚碱分离）；利用粉防己甲素的极性比乙素小，在冷苯中的溶解度比乙素大而使二者分离。

【实验用品】

市售防己粗粉（150g），电热套 1000ml（1 个），水浴锅（1 个），天平 1000g/0.1g（1 台），循环水式多用真空泵（1 台），恒温干燥箱（1 台），超声波清洗器（1 台），95% 乙醇 2500ml（1 桶），浓盐酸 AR 500ml（1 瓶），凡士林 AR 500g（1 瓶），铁架台（1 个），铜十字夹（1 个），铁夹（1 个），铁圈 6.5cm（1 个），药匙（1 个），大铁勺（1 个），剪刀（1 把），烧杯 1000ml（1 个），烧杯 500ml（1 个），玻璃棒 25cm（1 个），下口瓶 10L（1 个），滴管 15cm（1 个），保鲜膜（1 卷），脱脂棉（1 包），白绳（1 卷），广泛 pH 试纸（1 包），抽滤瓶垫（1 个），抽滤瓶 500ml（1 个），研钵 Φ15cm（3 个），玻璃板 5×20cm（30 个），布氏漏斗 Φ100mm（1 个），滤纸 Φ9cm（1 盒），锥形瓶 1000ml（1 个），锥形瓶 500ml（1 个），量筒 500ml（1 个），量筒 100ml（1 个），量筒 10ml（1 个），表面皿 Φ9cm（18 个），分液漏斗 500ml（1 个），分液漏斗 1000ml（1 个），丙酮 AR 500ml（1 瓶），洗瓶 500ml（1 个），吹风机（1 个），试管架（1 个），直尺 20cm（1 把），展开缸 100×200mm（1 个），喷雾瓶 50ml（1 个），蒸发皿 100ml（1 个），试管 15cm（60 个），点样管内径

0.5cm（1桶），铅笔（1支），硅胶100~200目AR（90g），丙酮AR 500ml（1瓶），苯AR 500ml（1瓶），氨水AR 500ml（1瓶），薄层硅胶AR 500g（1瓶），CMC-Na AR（8g），次硝酸铋AR（3g），氢氧化钠AR（25g），圆底烧瓶1000ml（1个），球形冷凝管30cm（1个），直形冷凝管30cm（1个），大接小24、29口（1个），大接小19、24口（1个），蒸馏弯头19口（1个），接收器19口（1个），搅拌器套管19口（1个），尖嘴玻璃管55cm（1个），沸石（1袋），乳胶管（1包），玻璃漏斗Φ9cm（1个），浓HCl AR 500ml（1瓶），三氯甲烷AR 500ml（2瓶），无水硫酸钠（1瓶），薄层硅胶G（500g），冰醋酸AR 500ml（30ml），碘化钾AR（30g），铜丝40~50cm（1根），正丁醇AR 500ml（1瓶），氯化铵AR 500g（1瓶），95%乙醇AR 500ml（1瓶），硅钨酸AR 25g（3g），甲醇AR 500ml（1瓶），苦味酸AR 25g（1g），轮环藤酚碱含量≥98%（5mg），粉防己甲素含量≥98%（5mg），粉防己乙素含量≥98%（5mg）。

【实验内容】

（一）防己总碱的提取

称取防己粗粉150g，置于1000ml圆底烧瓶中，加95%乙醇约400ml，水浴加热回流1~2小时，过滤，滤液置于三角瓶中，药渣再加乙醇约300ml，如上法再提取一次。合并两次提取液，如有絮状物析出，抽滤后取澄清溶液浓缩至糖浆状。

（二）亲脂性生物碱和亲水性生物碱的分离

将糖浆状总提取物移至三角瓶中，逐渐加入300ml左右1% HCl溶液，充分搅拌（或超声震荡）使生物碱溶解，不溶物则呈树脂状析出并沉淀在三角瓶底部。静置，抽滤，滤渣（树脂状不溶物）用少量1% HCl溶液洗涤2~3次，直至洗液对生物碱试剂反应微弱。合并洗液和酸性滤液，稍静置后若有浑浊可抽滤。酸水液移至500ml分液漏斗中用三氯甲烷洗3次以去除脂溶性杂质，每次取用酸水液体积的1/3左右。三氯甲烷洗液合并，再用1% HCl溶液洗1~2次。将洗涤三氯甲烷液的酸液和总酸水液合并（含水溶性生物碱与成盐的脂溶性生物碱），留取8~10ml作沉淀反应，其余酸液移至1000ml的三角瓶中，滴加浓氨水中和至pH=9左右，使亲脂性叔胺碱游离。中和反应所产生热量应设法冷却，加三氯甲烷100ml，再移至1000ml分液漏斗中振摇萃取，静置后分取三氯甲烷层，上层碱水液再以新鲜三氯甲烷萃取数次（80ml×3），可酌情增加萃取次数至三氯甲烷萃取液生物碱试剂反应微弱（实验时取三氯甲烷萃取液置表面皿上，待溶剂挥干后，残留物加稀HCl溶液2滴溶解，直接加生物碱沉淀试剂测试或于滤纸上点样再喷生物碱沉淀试剂），合并三氯甲烷萃取液（含亲脂性生物碱）至分液漏斗中，先以1% NaOH液洗两次后，再用水洗2~3次，碱水洗液和三氯甲烷萃取过的氨性碱液合并（含亲水性生物碱），留待后续进一步分离纯化。三氯甲烷萃取液以无水硫酸钠脱水，回收溶剂，加丙酮约30ml热溶，待冷却后，析晶抽滤，得脂溶性粗总碱（粉防己甲素与粉防己乙素）。

（三）粉防己甲素和粉防己乙素的分离

称取粗总碱，置于25ml具塞三角瓶中，加5倍苯密闭冷浸，室温放置1小时，抽滤，苯不溶物主要含乙素，可用丙酮（1:40，W/V）重结晶后测定熔点并做 TLC 检查。苯液回收至干，残留物用丙酮重结晶，（热溶，抽滤）得粉防己甲素精制品，测定熔点并做 TLC 检查。

（四）季氨生物碱——轮环藤酚碱的分离纯化

将"（二）亲脂性生物碱和亲水性生物碱的分离"中所留存的碱水液用氯化铵固体或稀盐酸溶液中和至 pH = 6 ~ 7，置分液漏斗中，用正丁醇提取数次至碱水液生物碱反应微弱（取数滴碱水液于试管中，用稀 HCl 酸化后，再加生物碱沉淀试剂，或做滤纸点滴反应）。正丁醇提取液回收溶剂，所得浸膏以 95% 乙醇溶解，滤出不溶物，浓缩放置，析晶。反复数次，可得轮环藤酚碱精制品，用作 TLC 检查。

（五）防己生物碱的鉴定

1. 沉淀反应 取"（二）亲脂性生物碱和亲水性生物碱的分离"中所预留防己酸水溶液分别置于试管中，每份 1ml，分别滴加下列试剂 1 ~ 3 滴，观察有无沉淀产生及颜色变化。

（1）碘化铋钾试剂：取样品酸水液（pH = 4 ~ 5）1ml，加碘化铋钾试剂，如生成棕黄色至棕红色沉淀者为阳性，提示有生物碱存在。

（2）硅钨酸：（先将酸水液 pH 调至中性后再加沉淀反应试剂）加硅钨酸，生成灰白色沉淀者为阳性，提示有生物碱存在。

（3）苦味酸试剂：（先将酸水液 pH 调至中性后再加沉淀反应试剂）取样品中性溶液，加苦味酸水溶液，生成黄色沉淀者为阳性，提示有生物碱存在。

（4）碘化汞钾试剂：取样品酸水液（pH = 4 ~ 5）1ml，加碘化汞钾，出现白色或类白色沉淀者为阳性，提示有生物碱存在。

（5）雷氏铵盐试剂：取样品酸水液（pH = 4 ~ 5）1ml，加雷氏铵盐，生成黄红色沉淀为阳性，提示有生物碱存在。

2. 薄层色谱

（1）粉防己生物碱

①吸附剂：硅胶 G – CMC – Na 板。

②展开剂：三氯甲烷 – 乙醇（10:1）、三氯甲烷 – 丙酮（1:1）、三氯甲烷 – 丙酮 – 甲醇（4:5:1）或甲苯 – 丙酮 – 甲醇（4:1:5），以上展开剂上行展开前需在层析缸中放一小烧杯氨水预饱和 15 ~ 20 分钟。

③样品：自制粉防己甲素、粉防己乙素及粉防己甲素、粉防己乙素对照品乙醇溶液。

④显色剂：改良碘化铋钾试剂。

（2）轮环藤酚碱

①吸附剂：硅胶 G – CMC – Na 板。

②展开剂：甲醇 – 氨水（7:3）。

③样品：自制轮环藤酚碱及轮环藤酚碱对照品乙醇溶液。

④显色剂：改良碘化铋钾试剂。

【注意事项】

1. 提取总碱后回收乙醇至稀浸膏时，避免过干，否则加入盐酸溶液后，会结块而影响提取效果。

2. "（二）亲脂性生物碱和亲水性生物碱的分离"部分，用1% NaOH 溶液洗三氯甲烷萃取液是为了去除酚性生物碱（粉防己乙素中的羟基由于空间效应与氢键效应呈隐性酚羟基的性质，酸性减弱而不能溶于 NaOH 溶液，因此仍留在三氯甲烷液中）。

3. 无水硫酸钠加盖干燥10分钟后如果溶液仍不澄清，说明需再酌量增加干燥剂用量。

【实验报告】

1. 绘制实验流程图、主要装置图及 TLC 检视图。
2. 简述粉防己甲素和粉防己乙素结构及理化性质上的异同，提取分离过程中如何利用其性质特点。
3. 简述怎样使用薄层色谱方法判断分离得到的化合物及纯度。
4. 简述萃取过程中预防及消除乳化现象的方法。

第十九节 苦参中苦参碱和氧化苦参碱的提取、分离和鉴定

【药材简介】

苦参为豆科植物苦参的干燥根，有清热燥湿、祛风杀虫、解毒利尿等功效。主要用于湿热黄疸、痈肿疮毒、肠炎痢疾以及湿疹等症。苦参中主要含有苦参碱、氧化苦参碱、N-甲基金雀花碱、安那吉碱、巴普叶碱、苦参烯碱、苦参醇碱及黄酮类成分等。药理研究表明，苦参总碱及氧化苦参碱具有抗心律失常及抗癌活性，苦参制剂也常用于菌痢、滴虫病、白细胞减少症、病毒性肝炎、心肌炎及某些皮肤疾患。

苦参中主要成分如下所述。

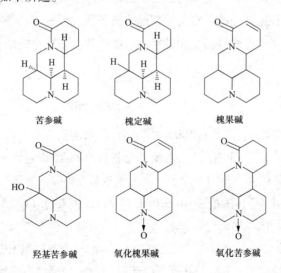

苦参碱　　　　槐定碱　　　　槐果碱

羟基苦参碱　　氧化槐果碱　　氧化苦参碱

1. 苦参碱（matrine or sophocarpidine） 为喹嗪类生物碱，可溶于水、苯、三氯甲烷或二硫化碳，难溶于石油醚、乙醚。可与酸结合成盐，在水中可离子化。苦参碱与过氧化氢反应可变为氧化苦参碱。苦参碱有四种异构体：① α-苦参碱为针状或柱状结晶，熔点为76℃，是四种异构体中最为常见的一种；② β-苦参碱为柱状结晶，熔点为87℃；③ γ-苦参碱为液体，沸点为223℃（6mmHg压力下）；④ δ-苦参碱是柱状结晶，熔点为84℃。

2. 氧化苦参碱（oxymatrine） 是苦参碱的N-氧化物，丙酮中所得结晶为无色方晶，水合物熔点为162~163℃，无水物熔点为207~208℃，易溶于水、甲醇、三氯甲烷、乙醇，可溶于苯，难溶于乙醚、甲醚、石油醚。用二氧化硫或碘化钾等弱还原剂处理可还原为苦参碱。

3. 槐果碱（sophocarpine） 又称苦参烯碱、去氢苦参碱，白色棱晶，熔点为80~81℃，易溶于水、甲醇、乙醇、四氯化碳等有机溶剂。

4. 羟基苦参碱（hydroxymatrine） 又称苦参醇碱，白色柱晶，熔点为171~172℃，易溶于水、甲醇、乙醇，可溶于苯，微溶于乙醚。

5. 槐定碱（sophoridine） 白色棱晶，熔点为106~108℃，易溶于水、甲醇、乙醇、四氯化碳等有机溶剂。

6. 氧化槐果碱（oxysophocarpine） 白色簇晶，熔点为206~208℃，易溶于水、甲醇、乙醇，难溶于石油醚、乙醚。

【实验目的】

1. 学习苦参中生物碱的提取方法。
2. 掌握通过薄层色谱（TLC）方法鉴定苦参碱和氧化苦参碱。

【实验原理】

苦参碱和氧化苦参碱具有生物碱的通性，能溶于酸水成盐。将苦参生物碱盐的水溶液通过阳离子交换树脂柱进行交换，使其与其他非离子化成分分离，然后阳离子交换树脂用浓氨水碱化，以三氯甲烷提取得到生物碱粗品。随后依据各生物碱结构、性质的差异，用色谱法分离。

【实验用品】

市售苦参粗粉（200g），电热套1000ml（1个），水浴锅（1个），天平1000g/0.1g（1台），循环水式多用真空泵（1台），三用紫外分析仪（1台），超声波清洗器（1台），恒温干燥箱（1台），研钵 Φ15cm（1个），索氏提取器 250ml（1套），锥形瓶 1000ml（1个），锥形瓶 500ml（1个），浓盐酸 AR 500ml（1瓶），铁架台（1个），铜十字夹（1个），铁夹（1个），铁圈 6.5cm（1个），药匙（1个），大铁勺（1个），剪刀（1把），烧杯 1000ml（1个），烧杯 500ml（1个），玻璃棒 25cm（1个），下口瓶 10L（1个），滴管 15cm（1个），保鲜膜（1卷），脱脂棉（1包），广泛 pH 试纸（1包），抽滤瓶垫（1个），抽滤瓶 500ml（1个），布氏漏斗 Φ100mm（1个），滤纸 Φ9cm（1盒），量筒 500ml（1个），量筒 100ml（1个），量筒 10ml（1个），洗瓶 500ml（1个），吹风机（1个），直尺 20cm（1把），喷雾瓶 50ml（1个），玻璃漏斗 Φ9cm（1个），三氯甲烷 AR 500ml（1瓶），甲醇 AR 500ml（1瓶），层析柱 Φ2cm（1个），展开缸 100*200mm（1个），丙酮 AR 500ml（1瓶），氨水 AR 500ml（1瓶），毛细点样管内径 0.5mm（1桶），洗耳球（1个），氯化汞 AR（10g），CMC-Na AR（8g），玻璃板 100×200mm（1个），氢氧化钠 AR（50g），氢氧化钾 AR（50g），硅胶 G 500g（1瓶），次硝酸铋 AR（3g），冰醋酸 AR 500ml（30ml），碘化钾 AR（90g），碘 AR（15g），乙醚 AR 500ml（1瓶），圆底烧瓶 1000ml（1个），球形冷凝管 30cm（1个），直形冷凝管 30cm（1个），大接小 24、29 口（1个），大接小 19、24 口（1个），蒸馏弯头 19 口（1个），接收器 19 口（1个），搅拌器套管 19 口（1个），尖嘴玻璃管 55cm（1个），沸石（1袋），乳胶管（1包），硅胶 100~200 目 AR（100g），苦参碱和氧化苦参碱对照品含量≥98%（20mg）。

【实验内容】

（一）苦参总碱的提取

称取苦参根粉末 200g，以 2L 稀酸水提取两次（可用渗漉法），合并酸水提取液，使其通过阳离子交换树脂柱（如用渗漉法提取，则需将渗漉筒与树脂柱相连，计算渗漉速度，调节适当流速进行渗漉和离子交换）。树脂以蒸馏水洗涤至中性，倒出树脂并平铺晾干，称重，加 15% 的氨水浸润树脂（加氨水量以使树脂充分溶胀而无过剩氨水为度进行调节），加盖后静置 20~30 分钟，使生物碱游离。充分溶胀的树脂装入索氏提取器后，用 200ml 左右三氯甲烷回流至提取液无生物碱沉淀反应（需时 5~6 小时）。三氯甲烷提取液加无水硫酸钠脱水后回收三氯甲烷至干，以丙酮重结晶多次，得白色结晶，即为苦参总碱。

（二）生物碱的分离

取苦参总碱适量，以少量三氯甲烷溶解后湿法上样，湿法三氯甲烷装硅胶柱，三氯甲烷-甲醇梯度洗脱，减压回收各流份，以 TLC 法检验各流份成分，斑点单一且可与对照品斑点对应的流份合并，做好标记。

（三）鉴定

1. 薄层鉴定

（1）吸附剂：2% 氢氧化钠溶液制备的硅胶 G 薄层板，于 110℃ 活化半小时。

（2）样品：①自制苦参碱、氧化苦参碱乙醇溶液；②苦参碱、氧化苦参碱对照品乙醇溶液；③苦参总碱乙醇溶液。

（3）展开剂：①三氯甲烷-甲醇-乙醚（44:0.6:3），氨饱和；②三氯甲烷-甲醇-浓氨水（25:3:1）；③三氯甲烷-甲醇（8:2），氨饱和。

（4）显色剂：改良碘化铋钾试剂。

2. 生物碱沉淀反应 取自制苦参总碱或自制苦参碱/氧化苦参碱少许（约0.1g）溶解于10ml 1%盐酸中，滤取清液分置于小试管中加入以下沉淀试剂，观察并记录现象。

（1）碘化铋钾：加入1~2滴碘化铋钾试剂，生成橘红色沉淀。

（2）碘化汞钾：加入2~3滴碘化汞钾，有白色沉淀产生。

（3）碘–碘化钾：加入2~3滴碘–碘化钾，有褐色或棕褐色沉淀产生。

【注意事项】

1. 苦参粗粉粒度应适当（10目筛即可），不宜过粗或过细。

2. 薄层显色前，薄层板上残留展开剂应挥干。

3. 离子交换树脂预处理方法：取聚苯乙烯磺酸钠型树脂（交联度1%~7%）置烧杯中加蒸馏水，加20ml蒸馏水于80℃水浴0.5~1小时，将水倾去，加入2mol/L盐酸300ml，充分搅拌后静置转型半小时，装入树脂柱（2cm×100cm），使全部酸水溶液通过树脂柱动态转型，流出液的速度控制在液滴不连成串为宜，用蒸馏水洗至中性，并无氯离子反应后即可进行离子交换。装柱到洗涤过程中需保持液面始终高于树脂床，避免柱床中产生气泡。

4. 树脂再生方法：洗脱完毕的树脂，仍留在层析柱中，加2倍量2mol/L盐酸，浸泡过夜，流尽盐酸液，以水洗至中性，然后再用2mol/L氢氧化钠浸泡过夜，流尽碱液，以水洗至中性，自然晾干，再生处理过的树脂仍可继续使用。

【实验报告】

1. 绘制实验流程图、主要装置图及TLC检识图。

2. 应如何检查生物碱是否被交换在树脂上？如何检查离子交换树脂是否已饱和？

3. 简述酸水法及离子交换法提取纯化生物碱的原理。

第二十节　三颗针中小檗碱的提取和鉴定

【药材简介】

三颗针为小檗科小檗属细叶小檗、大叶小檗或刺黄连的根。味苦、性寒，可治疗下痢、咽痛等症，含有的生物碱包括小檗碱、小檗胺、药根碱等。三颗针作为目前制药工业上提取小檗碱的主要原料，其总生物碱含量不低于2.5%。

小檗碱是有明显生理活性的一个天然产物，又名黄连素，在高等植物中分布较广。在黄连、黄柏和三颗针等中草药中均有较高的含量，临床常用于细菌性感染如痢疾、急性肠胃炎等症。

三颗针中主要成分小檗碱（berberine）如下所述。

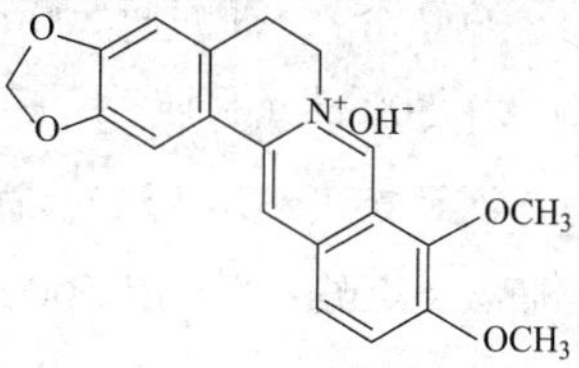

小檗碱为黄色针状结晶，熔点为145℃，无旋光性。在植物中以季铵盐形式存在，pKa = 11.53，碱性强，难溶于乙醚、石油醚、苯、三氯甲烷等有机溶剂，易溶于热水及热乙醇，能溶于水（1∶20），微溶于冷乙醇（1∶100）。其盐在水中的溶解度通常较小，如盐酸小檗碱（1∶500）而硫酸小檗碱在水中溶解度却较大（1∶30）。小檗碱通常表现为下列三种互变的结构形式，其中以季铵碱式结构最为稳定，其互变方式如下：

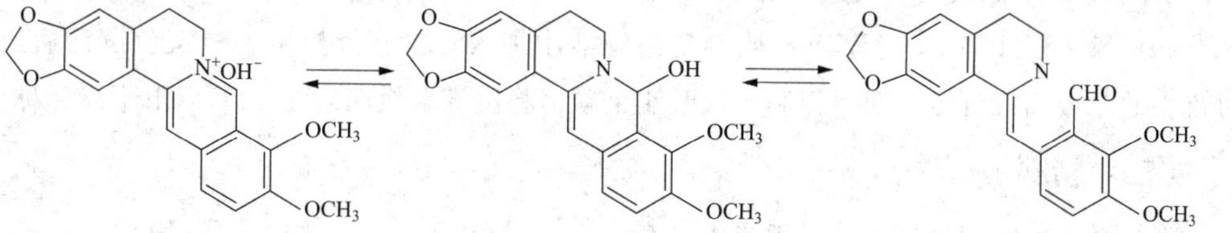

【实验目的】

1. 掌握三颗针中小檗碱的提取原理和方法。
2. 熟悉小檗碱的化学性质和鉴定方法。
3. 掌握渗漉提取的基本操作方法。

【实验原理】

小檗碱属于季铵碱，其盐类在水中的溶解度以含氧酸盐较大，不含氧酸盐难溶于水。本实验利用小檗碱的硫酸盐在水中溶解度较大，盐酸盐几乎不溶于水的性质，先用稀硫酸溶液将药材中的小檗碱转变为硫酸盐提取出来，然后再使其转化为盐酸盐降低在水中的溶解度，结合盐析法制备盐酸小檗碱。

【实验用品】

市售三颗针（200g），电热套1000ml（1个），水浴锅（1个），天平1000g/0.1g（1台），循环水式多用真空泵（1台），三用紫外分析仪（1台），恒温干燥箱（1台），离心机（1台），离心桶250ml（1个），浓盐酸AR 500ml（1瓶），氯化钠AR 500g（1瓶），凡士林AR 500g（1瓶），浓硫酸AR 500ml（1瓶），铁架台（1个），铜十字夹（1个），铁夹（1个），铁圈6.5cm（1个），药匙（1个），大铁勺（1个），剪刀（1把），渗漉筒90 * 300mm（1个），烧杯1000ml（1个），烧杯500ml（1个），玻璃棒25cm（1个），下口瓶10L（1个），滴管15cm（1个），锥形瓶1000ml（1个），锥形瓶500ml（1个），纱布（1

包)，保鲜膜（1卷），脱脂棉（1包），白绳（1卷），广泛pH试纸（4包），药匙（1个)，抽滤瓶垫（1个），试管15cm（60个），抽滤瓶500ml（1个），布氏漏斗Φ100mm（1个)，滤纸Φ9cm（1盒），丙酮AR 500ml（1瓶），石灰乳AR（50g），次氯酸钙AR（20g)，氢氧化钠AR 500g（1瓶），次硝酸铋AR（3g），冰醋酸AR 500ml（30ml），碘化钾AR（30g)，环己烷AR 500ml（1瓶），乙酸乙酯AR 500ml（1瓶），异丙醇AR 500ml（1瓶)，甲醇AR 500ml（1瓶），三乙胺AR 500ml（1瓶），洗瓶500ml（1个）。

【实验内容】

（一）提取

称取三颗针200g，加入0.7%硫酸400～500ml，搅拌均匀，使润湿度合适，装入渗漉筒内浸泡过夜。次日渗漉，渗漉速度5～6ml/min，收集渗漉液至1L。加入浓盐酸将渗漉液调节pH=2～3，以10%（W/V）比例向渗漉液中加入食盐，待析出大量黄色沉淀后放置过夜，抽滤或离心沉淀，即得粗制的盐酸小檗碱，将沉淀置烘箱内于80℃以下干燥，称重。

（二）精制

将盐酸小檗碱粗品加于适量沸水中（粗品较湿时10倍量，较干时为30倍量），水浴加热溶解半小时，加入石灰乳调节pH=8～9后趁热过滤，滤液于65℃左右加浓盐酸调至pH=1～2。放置1～2小时后析出大量黄色沉淀，过滤。所得沉淀用少量蒸馏水洗至pH=4～5，抽干。于80℃以下干燥后，即得精制盐酸小檗碱。称重，测熔点，计算得率。

（三）盐酸小檗碱的鉴别

1. 化学检识

（1）取自制精制盐酸小檗碱用酸水溶解，滴加碘化铋钾（dragendorff）试剂，即显橘红色。

（2）取自制精制盐酸小檗碱少许，加稀盐酸2ml溶解后，加漂白粉少许，即显樱红色。

2. 薄层鉴定

（1）吸附剂：硅胶G-CMC-Na板。

（2）样品：自制盐酸小檗碱及盐酸小檗碱对照品乙醇溶液。

（3）展开剂：环己烷-乙酸乙酯-异丙醇-甲醇-水-三乙胺（3:3.5:1:1.5:0.5:1）。

（4）显色：在可见光下可观察到黄色斑点，紫外灯下（365nm）下可观察到黄色荧光斑点。

【注意事项】

1. 药材浸泡渗漉前应先筛除细粉，另外可用纱布包裹沸石压覆在脱脂棉上代替棉塞，避免渗漉筒出液阀堵塞。

2. 小檗碱为黄色长针状结晶，在加热至110℃时变为黄棕色，加热至220℃时分解为红色的小檗红碱。因此制备过程中干燥温度不宜太高，一般不超过80℃。

【实验报告】

1. 绘制实验流程图、主要装置图及 TLC 检识图。
2. 简述制备盐酸小檗碱的原理。
3. 总结渗漉提取法的优缺点。

第二章　创新与设计性实验

本章实验仅给出框架，学生需要自己查资料，设计、完善实验方法，验证实验结果。

第一节　黄芩中黄芩苷、黄芩素等化合物的提取分离

【实验目的】

通过自主设计实验，系统掌握黄酮类化学成分的研究方法。

【实验原理】

黄芩为清热燥湿中药，主要含黄芩苷等黄酮类化学成分。

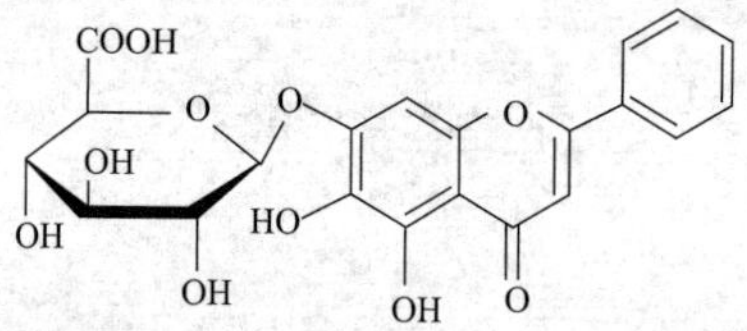

黄芩苷 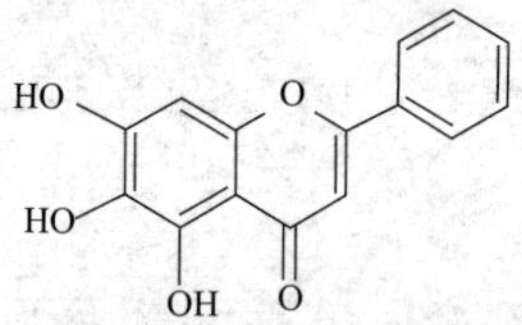　　　　　　　　黄芩素

黄芩苷在冷水和冷的醇中溶解度小，在热水和热醇中溶解度高，具有酸性，遇碱成盐，故可溶于碱水。黄酮类化合物多具有酚羟基，可通过聚酰胺柱色谱分离。

【实验方法】

（一）提取分离

1. 水提酸沉→总黄酮（反复此法处理）→碱溶解→乙醇等体积处理→滤液酸沉→乙醇重结晶，或乙醇反复溶解，丙酮洗涤→乙醇和丙酮不溶物为黄芩苷，可溶物为黄芩素。
2. 乙醚提取→乙醚液→聚酰胺柱色谱分离，乙醇洗脱→黄芩素，汉黄芩素。
药渣→乙醇提取→提取液→聚酰胺柱色谱分离→汉黄芩苷。
醇提后的药渣→水煮提，酸化→黄芩苷。

（二）鉴定

化学法：Molish 反应、盐酸-枸橼酸反应。

层析法：滤纸，正丁醇-醋酸-水（4:1:5）上层或硅胶层析。

【讨论题】

提取分离黄酮类化合物有哪些思路可以遵循？

第二节　八角挥发油的提取与鉴定

【实验目的】

1. 掌握含挥发油药材中挥发油的水蒸气蒸馏提取法。
2. 掌握挥发油主要成分的薄层定性检识方法。
3. 学习挥发油单向二次薄层层析法。

【实验原理】

挥发油的提取方法较多，主要是利用挥发油具有挥发性，能和水蒸气同时蒸出的性质而进行的水蒸气蒸馏法。

蒸出的挥发油一般能和水很好地分层，可直接分出挥发油。

挥发油为混合物，其组成主要为小分子萜类化合物，有的含有芳香族化合物。根据化合物结构所含官能团不同，用相应的检出试剂在薄层上进行检识。

【实验方法】

水蒸气蒸馏法提取→八角挥发油→检识→薄层层析→结果分析

【讨论题】

1. 分离挥发油的各化学组分的方法有哪些？
2. 挥发油在水中溶解度较大时，如何从水中分离出来？

附录一 实验常用玻璃仪器的用途及使用注意事项

名称	主要用途	使用注意事项
烧杯	配制溶液、溶解样品等	加热时应置于石棉网上,使其受热均匀,一般不可烧干
锥形瓶	加热处理试样和容量分析(滴定分析)	除有与上述相同的要求外,磨口锥形瓶加热时要打开塞,非标准磨口要保持原配塞
碘瓶	碘量法或其他生成挥发性物质的定量分析	除有与上述相同的要求外,磨口锥形瓶加热时要打开塞,非标准磨口要保持原配塞
圆(平)底烧瓶	加热及蒸馏液体	一般避免直火加热,隔石棉网或各种加热浴加热
圆底蒸馏烧瓶	蒸馏;也可作少量气体发生反应器	一般避免直火加热,隔石棉网或各种加热浴加热
凯氏烧瓶	消解有机物质	置石棉网上加热,瓶口方向勿对向自己及他人
洗瓶	装纯化水洗涤仪器或装洗涤液洗涤沉淀	使用玻璃洗瓶时,在检查气密性后,打开塞子加满蒸馏水。洗瓶多在常温使用,若需热水洗涤,温度不应过高。
量筒、量杯	粗略地量取一定体积的液体	不能加热,不能在其中配制溶液,不能在烘箱中烘烤,操作时要沿壁加入或倒出溶液
量瓶	配制准确体积的标准溶液或被测溶液	非标准的磨口塞要保持原配;漏水的不能用;不能在烘箱内烘烤,不能用直火加热,可水浴加热
滴定管(25、50、100ml)	容量分析滴定操作;分酸式、碱式	活塞要原配;漏水的不能使用;不能加热;不能长期存放碱液;碱式管不能放与橡皮作用的滴定液
微量滴定管(1、2、3、4、5、10ml)	微量或半微量分析滴定操作	只有活塞式;其余注意事项同上
自动滴定管	自动滴定;可用于滴定液需隔绝空气的操作	除有与一般的滴定管相同的要求外,注意成套保管,另外,要配打气用双连球
移液管	准确地移取一定量的液体	不能加热;上端和尖端不可磕破
刻度吸管	准确地移取各种不同量的液体	不能加热;上端和尖端不可磕破
称量瓶	矮形用作测定干燥失重或在烘箱中烘干基准物;高形用于称量基准物、样品	不可盖紧磨口塞烘烤,磨口塞要原配

续表

名称	主要用途	使用注意事项
试剂瓶：细口瓶、广口瓶、下口瓶	细口瓶用于存放液体试剂；广口瓶用于装固体试剂；棕色瓶用于存放见光易分解的试剂	不能加热；不能在瓶内配制在操作过程放出大量热量的溶液；磨口塞要保持原配；放碱液的瓶子应使用橡皮塞，以免日久打不开
滴瓶	装需滴加的试剂	不能加热；不能在瓶内配制在操作过程放出大量热量的溶液；磨口塞要保持原配；放碱液的瓶子应使用橡皮塞，以免日久打不开
漏斗	长颈漏斗用于定量分析，过滤沉淀；短颈漏斗用作一般过滤	不能直火加热；长颈漏斗下端应插入液面以下。
分液漏斗（球形、梨形、筒形）	分开两种互不相溶的液体；用于萃取分离和富集（多用梨形）；制备反应中加液体（多用球形及滴液漏斗）	磨口旋塞必须原配，漏水的漏斗不能使用。
试管：普通试管、离心试管	定性分析检验；离心试管可在离心机中借离心作用分离溶液和沉淀	硬质玻璃制的试管可直接在火焰上加热，但不能骤冷；离心管只能水浴加热
（纳氏）比色管	比色、比浊分析	不可直火加热；非标准磨口塞必须原配；注意保持管壁透明，不可用去污粉刷洗
冷凝管：直形、球形、蛇形、空气冷凝管	用于冷却蒸馏出的液体，蛇形管适用于冷凝低沸点液体蒸汽，空气冷凝管用于冷凝沸点为150℃以上的液体蒸汽	不可骤冷骤热；注意从下口进冷却水，上口出水
抽滤瓶	抽滤时接收滤液	属于厚壁容器，能耐负压；不可加热
表面皿	盖烧杯及漏斗等	不可直火加热，直径要略大于所盖容器
研钵	研磨固体试剂及试样等用；不能研磨与玻璃有反应的物质	不能撞击；不能烘烤
干燥器	保持烘干或灼烧过的物质的干燥；也可干燥少量制备的产品	底部放变色硅胶或其他干燥剂，在磨口处涂适量凡士林；不可将红热的物体放入，放入热的物体后要时时开盖以免盖子跳起或冷却后打不开盖子
垂熔玻璃漏斗	过滤	必须抽滤；不能骤冷骤热；不能过滤氢氟酸、碱等；用毕立即洗净
垂熔玻璃坩埚	重量分析中烘干需称量的沉淀	必须抽滤；不能骤冷骤热；不能过滤氢氟酸、碱等；用毕立即洗净
标准磨口组合仪器	有机化学中物质的制备及分离	磨口处不需涂润滑剂；安装时不可受歪斜压力；要按所需装置配齐购置

附录二　天然药物化学实验常用仪器设备的操作

一、干燥装置

1. 烘箱　实验室常见的是恒温鼓风干燥箱，主要用于烘干无腐蚀性、热稳定性好的药品或干燥玻璃仪器。使用时应先调好温度（烘干玻璃仪器一般控制在 100~110℃）。带旋塞或具塞的仪器，应取下塞子后再放入烘箱中烘干。洗好的仪器应先将水倾倒干净后再放入烘箱中，并将烘热干燥的仪器放在上边，湿仪器放在下边，以防止湿仪器上的水滴到热仪器上造成炸裂。干燥完毕取出热仪器后，不要马上碰冷的物体（如冷水、金属用具等）。

2. 气流干燥器　这是一种实验室常用的快速烘干仪器的设备，如图 5-1 所示。使用时将仪器洗干净，去除多余水分后，将仪器套在烘干器的多孔金属管上。注意随时关注并调节热空气的温度。气流烘干器不宜长时间加热，以免烧坏电机和电热丝。

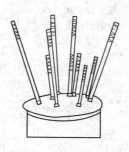

图 5-1　气流烘干器

3. 电吹风　实验室常用的电吹风一般兼具冷、热风的功能，主要用于玻璃仪器的快速干燥以及纸色谱和薄层色谱挥干溶剂。不宜长时间连续吹热风，以防损坏电热丝。用后存放于干燥处，注意防潮、防腐蚀。

二、加热装置

有机化学实验常用的加热装置有下列几种。

1. 电热套　电热套是实验室通用加热仪器的一种，由无碱玻璃纤维和金属加热丝编制的半球形加热内套和控制电路组成，多用于玻璃容器的精确控温加热。具有升温快、温度高、操作简便、经久耐用的特点，是做精确控温加热试验的最理想仪器，如图 5-2 所示。电热套没有明火，因此使用较安全。同时由于它的结构为碗状，所以加热时烧瓶处于热气流包围中，利用热空气传热，热效率高，并且受热均匀，是一种较好的空气浴，主要用于回流加热。使用电热套时，注意反应瓶外壁与电热套内壁应保持适宜距离（2cm 左右），防止出现局部过热现象。

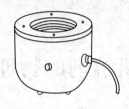

图 5-2 电热套

2. 电热恒温水浴锅 电热恒温水浴锅是内外双层的箱式结构,上盖为单层,备有几个带套盖的孔洞,用以放置被加热的玻璃仪器,箱底密封管内装有电炉丝。它的外壳由薄钢板制成,内外层中间填有绝热材料,外箱正面有自控开关、指示灯等电控系统,侧面有水位管和放水阀。电热恒温水浴锅可自动控制温度,保持水浴恒温,使用方便,由于没有明火,可作为易燃液体蒸馏的热源。

使用电热恒温水浴锅时注意:①自动控制盒内不要溅上水或受潮,以防漏电和损坏。②槽内不要缺水,因为炉丝的套管为密封焊接,无水时易烧坏。③箱内要保持清洁,定期洗刷、换水。若长时间不用,箱内应保持无水干燥,以防生锈。

三、其他常用设备

1. 电子天平 电子天平是实验室常用的一种比较精密的称量仪器如图 5-3 所示,尤其在微量、半微量实验中经常使用,具有设计精良、可靠耐用等特点。它采用前面控制,具有简单易懂的菜单,可自动关机。

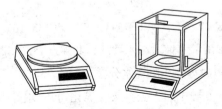

图 5-3 电子天平

2. 循环水式多用真空泵 循环水式多用真空泵是以循环水作为流体,利用射流产生负压原理而设计的一种新型多用真空泵,为化学实验室提供真空条件,并能向反应装置提供循环冷却水。循环水式多用真空泵广泛应用于蒸发、蒸馏、结晶、过滤、减压、生化等作业,是大专院校、医药化工、食品加工等领域实验室的理想设备。由于水可以循环使用,节水效果明显,是实验室理想的减压设备。水泵一般用于对真空度要求不高的减压体系中。

使用时应注意:①真空泵抽气口最好接一个缓冲瓶,以免停泵时,水被倒吸入反应瓶中,使反应失败。②开泵前,应检查是否与体系接好,然后,打开缓冲瓶上的旋塞。开泵后,用旋塞调至所需要的真空度。关泵时,先打开缓冲瓶上的旋塞,拆掉与体系的接口,再关泵。切忌勿相反操作。③应经常补充和更换水泵中的水,以保持水泵的清洁和真空度。

附录三　常用有机溶剂的物理常数及精制方法

1. 甲醇（CH₃OH）

分子量32.04，沸点（101.3kPa）64.70℃，比重（20℃/4℃）0.7913，折光率1.3286。无色透明液体，略有乙醇的气味。溶解性：能与水、乙醇、乙醚、三氯甲烷等混溶，对油脂、脂肪酸、树脂、橡胶等溶解性小。因不与水共沸，故用分馏法可以获得99.8%的纯度。绝对无水的甲醇，可用镁和碘的方法制得。

甲醇易燃，有毒，操作过程中应加强防护，特别是对视神经应着重防护。

精制方法：工业规格的甲醇中，主要含甲醚、丙酮和甲醛、乙醇、乙醛和水等杂质，可用下述方法除去。

（1）先用高锰酸钾法大致测定醛酮的含量后，加入过量盐酸羟胺，回流四小时，然后重蒸馏。

（2）将硫酸汞酸性溶液与甲醇一起加热，使丙酮生成络合物析出，或将碘的碱性溶液与甲醇共热使醛或酮氧化成碘仿，然后再分馏精制。

[注意]：甲醇不能用生石灰脱水，因CaO能吸附20%甲醇，且CaO、CH₃OH、H₂O三者与相互间形成的复合物处于平衡状态，完成脱去水是不可能的。

2. 乙醇（C₂H₅OH）

分子量46.07，沸点78.32℃，比重0.7893，折光率1.3616。无色透明溶液，有芳香气味。溶解性：与水能任意混溶。蒸馏时与水共沸，共沸点78.1℃，共沸混合液含水4.43%，即为95%乙醇，故不能用一般分馏法除去水分。

再生方法：先在用过的乙醇中加入生石灰（氧化钙），用量为每升25~50g，加热回流脱水后，分级蒸馏，收集76~81℃的馏分，含醇30%~90%，再置于圆烧瓶中，加计算量多一倍的生石灰，再蒸馏收集76~78℃的馏分，浓度可达90.5%~99.5%。

如需绝对无水者，则可用以下两种方法。

（1）99.5%乙醇1000ml，加27.5g干燥的邻苯二甲酸二乙酯和7g干燥、清洁的金属钠，放置后蒸馏，得无水醇。

（2）99.5%的乙醇30ml，置于100ml容积的圆底烧瓶中加入2~3g金属镁，0.3g碘，在水浴内加热至碘粒完全消失，然后继续加热，使镁条完全溶解后，弃去最先蒸出的10ml，用干燥洁净的试剂瓶收集贮存，所得乙醇纯度可达到99.95%以上。如用于紫外光谱分析，要求较高，普通发酵乙醇常混有少量醛。无水乙醇因采用与苯共沸蒸馏所得者常含有苯、甲苯，均不宜用于光谱分析，其精制法如下：95%普通乙醇100ml，加入25ml浓硫酸，在水浴上回流加热数小时以除去苯及甲苯等杂质，蒸馏。将初馏分50ml及残馏分100ml弃去，主馏分中加入硝酸银8g，并加热使之溶解，溶解后再加入粒状氢氧化钾15g，回流加热一小时。此时溶液从具黏土色的 AgOH 悬浊液变为黑色的还原银粒凝集沉淀出来。此反应约需 20~30 分钟，如果黑色沉淀很早生成，即表示能被氧化的物质存在较多。将蒸馏后所得溶液再加入少量硝酸银和氢氧化钾（1:2W/W）重复上述操作直至没有黑色沉淀物生成为止，再继续加热 30 分钟，蒸馏，再将初馏分约 50ml 及残馏分约 100ml 弃去，收集得出主馏分，但主馏分中有带入微量碱和银离子的可能，将会促进乙酸氧化，故应重蒸馏一次，由此法制得的乙醇含水 3%~6%，在 206nm 处透明，200nm 处有尾端吸收，可用于紫外光谱分析。

3. 乙醚（$C_2H_5OC_2H_5$）

分子量 74.12，沸点（101.3kPa）34.6℃，比重（20℃/4℃）0.714。无色透明易流动液体，具有芳香性刺激气味。在水中的溶解度为 8.11%，用过的乙醚常含有水及醇，如用水洗涤损失很大，可用饱和氯化钙水液洗涤，乙醇也可同时除去，再以无水氯化钙脱水干燥，重蒸馏即得。

乙醚久置于空气中，尤其是暴露在日光下，会生成具有爆炸危险的过氧化物。在贮存和使用前都应加以检查，以确保安全。蒸馏时不宜蒸干，以免未除净的过氧化物发生爆炸。为了防止过氧化物的生成，可加入抗氧化剂，其中以钠汞齐效果最好。此外，贮存时也可加入少量表面洁净的铁丝或铜丝以防止氧化。

一般的精制方法是用氢氧化钠溶液、高锰酸钾溶液和水分别洗涤后干燥、过滤、蒸馏。欲得高纯度的乙醚，可在乙醚中加入 1/10 体积的 10% 亚硫酸氢钠振摇 1 小时。然后用含 10% 氢氧化钠的饱和食盐水溶液和少量硫酸的饱和食盐水溶液各洗涤 1 次，最后用饱和食盐水溶液洗涤两次，干燥后在氮气流中精馏。用作干燥剂的有无水硫酸钠、氯化钙和金属钠等。五氧化二磷能同乙醚反应，不宜作干燥剂使用。

4. 丙酮（CH_3COCH_3）

分子量 58.08，沸点（101.3kPa）56.3℃，比重 0.792。无色液体，有刺激性的醚味和薄荷味。溶解性：与水、醇和醚能任意混溶。

再生方法：试剂级丙酮一般含水量较低，如果要求含水量不超过 0.5%，一般可直接用 A3 或 A4 分子筛，或可加无水硫酸钙或碳酸钾，干燥即可应用。若要求含水量不超过 0.05%，可将上述干燥的丙酮，再用五氧化二磷干燥，蒸馏即得。

精制方法：一般工业用丙酮，含有甲醇、醛和有机酸等杂质，精制时加高锰酸钾粉末或溶液，摇匀，加热回流 4 小时或放置 1~2 天至高锰酸钾紫色都不褪色，滤除沉淀，以无水碳酸钾或氯化钙脱水干燥，重蒸馏而得。

5. 三氯甲烷（$CHCl_3$）

分子量 119.4，沸点 61.26℃，比重 1.488，无色透明易挥发的液体，稍有甜味。溶解性：不溶于水，易与乙醚、乙醇、四氯化碳、石油醚等混溶。

再生及精制方法：医用三氯甲烷含有 1% 酒精作为稳定剂以防止分解，可用水洗去酒精或用浓硫酸洗涤数次后，分别用稀氢氧化钠水溶液和冰水充分洗涤，干燥剂干燥，蒸馏。常用干燥剂有：碳酸钾、氯化钙、硫酸钠及五氧化二磷。金属钠因有引起爆炸的危险，不宜用作干燥剂。

6. 乙酸乙酯（$CH_3COOC_2H_5$）

分子量88.10，沸点77.2℃，比重0.898，无色透明液体，有水果香味。能与醇、醚、三氯甲烷、丙酮等多种有机溶剂混溶。乙酸乙酯常含有水、游离乙酸和乙醇等杂质。精制时，先用碳酸氢钠或碳酸钠的饱和水溶液洗涤，再用饱和食盐水溶液洗涤，经固体碳酸钾干燥后蒸馏，收集中间馏分，常温下用五氧化二磷（10～20g/kg）干燥后再行蒸馏。蒸馏时应采取防潮措施。收集中间馏分，弃去少量后馏分。也可以在乙酸乙酯中加入乙酸酐进行回流、蒸馏，馏出液用碳酸钾处理后再用蒸馏的方法精制，纯度可达99.5%以上。

7. 苯（C_6H_6）

分子量78.11，沸点80.1℃，比重0.879，无色透明液体，有芳香族特殊气味。溶解性：不溶于水，可与乙醚、三氯甲烷、丙酮等在各种比例下混溶。纯苯在5.4℃时固化为结晶，常利用此性质来纯化。苯易燃，有毒。

再生方法：用稀碱水洗涤后，氯化钙脱水，重蒸馏。

精制方法：工业规格的苯常含有噻吩、吡啶和高沸点同系物如甲苯等，不能借蒸馏方法除去，可将苯1000ml，在室温下用浓硫酸（每次50～100ml）振摇数次，如有噻吩，则显浅蓝绿色，至硫酸层呈色较浅时为止。分出苯层，再经水和10%硫酸钠洗至中性，氯化钙脱水，分馏即得。若要求绝对无水，可压入钠丝干燥。

8. 石油醚

依沸点高低分成三种：30～60℃，60～90℃，90～120℃，石油醚是石油馏分之一，主要是饱和脂肪烃的混合物，极性很低，不溶于水，不能和甲醇、乙醇等溶剂无限制地混合，易燃。

再生方法：用过的石油醚，如含有少量低分子醇、丙酮或乙醚，可将其置于分液漏斗中用水洗涤数次，再用氯化钙脱水，重蒸馏，收集一定沸点范围内的部分，如含有少量三氯甲烷，则在分液漏斗中先用稀碱液洗涤，再用水洗数次，氯化钙脱水后重蒸馏。

精制方法：工业规格的石油醚加入浓硫酸（每千克50～100g），振摇后放置一小时，分去下层硫酸液，其中可以溶出不饱和烃类，根据硫酸层的颜色深浅酌情用硫酸振摇萃取2～3次。上层石油醚再用5%稀碱液洗一次，然后用水洗数次，氯化钙脱水后重蒸馏。如需绝对无水，则再加金属钠或五氯化二磷脱水干燥。

9. 四氯化碳（CCl_4）

分子量153.84，沸点76.8℃，比重1.589，无色透明液体，有特殊香味。极性很低，不溶于水，四氯化碳不燃，有毒，吸入或与皮肤接触都能导致中毒。工业规格的四氯化碳中常含有2%～3%二硫化碳，其除去方法为：取1000ml四氯化碳加50% KOH乙醇溶液100ml，60℃加热回流30分钟，冷却后，用水洗涤，分去水层，再用少量浓硫酸振摇多次，直至硫酸不变色为止，用水洗涤，氯化钙或固体氢氧化钠脱水后，蒸馏，可得精制品。

[附注] 三氯甲烷和四氯化碳脱水干燥时，切忌用金属钠，否则会发生爆炸。

10. 正丁醇（$CH_3CH_2CH_2CH_2OH$）

沸点117.7℃，是一种具有难闻气味的液体。在水中溶解度小，可与乙醇等有机溶剂混溶，易燃。

精制：用蒸馏水洗数次，然后硫酸镁、氯化钙、固体氢氧化钠或分子筛干燥，再蒸馏即得。

11. 醋酸（CH_3COOH）

沸点113℃，凝固点16.5℃，比重1.06，纯醋酸（99%～100%）在低于16.5℃时可凝结成冰块固体，故纯醋酸又称为"冰醋酸"。醋酸不易被氧化，所以可用作氧化反应的溶剂。其精制可用冰冻法，即冷却至0～10℃醋酸凝为结晶，分去液体，将结晶加热熔化，再经冷冻一次，即可得冰醋酸，乙酸能与水混溶，溶于水时放出热量而总体积减少。

醋酸中如含有乙醇和醛等杂质，则在醋酸中加2%左右的重铬酸钾（或钠）后进行分馏。若含有少量水分时，则加适量的醋酐进行分解，收集117～118℃的馏分。

12. 甲酸（$HCOOH$）

甲酸是具有刺鼻气味的无色液体，沸点100.5℃，比重1.220，腐蚀性极强，触及皮肤能导致起泡。由于沸点与水非常接近，因此不能用分馏法使水分完全除去。甲酸与水可形成共沸点混合物，在107℃时馏出，其中含有77%的甲酸，无水的甲酸可由甲酸的铅盐与硫化氢作用而得。

13. 环己烷（C_6H_{12}）

环己烷是无色液体，沸点80.2℃，比重0.779，不溶于水而溶于有机溶剂，其性质与石油醚相似，再生时先用稀碱液洗涤，再用水洗，脱水重蒸馏，其精制方法为：将工业规格的环己烷加浓硫酸及少量硝酸钾放置数小时后分去硫酸层，再用水洗，重蒸馏。如需要绝对无水，则要加金属钠丝脱水干燥。

14. 1,2－二氯乙烷（CH_2ClCH_2Cl）

沸点83.4℃，折光率1.4448，比重1.2531，无色油状液体。具芳香味，水溶性0.87g/100ml；与水成恒沸溶液，含81.5%的1,2－二氯乙烷，沸点72℃，可与乙醇、乙醚和三氯甲烷相混合。在结晶和提取时是极有用的溶剂，比常用的含氯有机溶剂更为活泼。

一般纯化仍依次用浓硫酸、水、稀碱溶液和水洗涤，以无水氯化钙干燥或加入五氧化二磷分馏即得。

15. 甲酰胺（$CHONH_2$）

沸点210.5℃（分解），熔点2.5℃，折光率1.4475，比重1.333。无色油状液体。溶于水、低级醇和乙二醇，不溶于碳氢化合物、卤代烷和硝基苯。可溶于铜、铅、锌、锡、镍、钴、铁、铝和镁等的氯化物、硝酸盐以及其中某些硫酸盐。具有很高的介电常数，是一种很好的离子化的溶剂。目前甲酰胺常混有甲酸和甲酸铵，不能单纯用蒸馏方法分离除去，一般是将普通甲酰胺通入氨气至呈碱性，将含有的甲酸变为甲酸铵，再加入丙酮使之沉出，滤去，将滤液用无水硫酸钠干燥，减压蒸馏，收集沸点105℃/11mm汞柱馏分。甲酰胺不能用硫酸钙干燥，因能被溶解，溶液呈胶状。甲酰胺吸湿性很强，应注意防潮。

附录四　常用显色剂的配制及显色方法

一、通用显色剂

1. 碘

检查物质：含有芳环、双键等的有机化合物。

方法：①在密闭色谱缸内预先放入少许碘结晶，然后放入展开后晾干的色谱板，数分钟后，大部分有机化合物会呈现棕色斑点（对于不含芳环、双键、叁键的有机化合物显色较困难）。为了加快碘的显色速度，色谱缸可在恒温水浴上适当加热，增加碘蒸汽。还可采用在色谱缸内放一盛水的小烧杯，增加缸内的湿度的方法提高显色的灵敏度。注意放置时间过长会导致整个色谱板呈现棕色。作为一种可逆性显色，显色后如将色谱板暴露在空气中一段时间，显色的斑点可褪去颜色；②在色谱板上喷洒5%碘的三氯甲烷溶液，置于空气中待过量的碘蒸气全部挥发后，喷洒1%淀粉的水溶液，显蓝色斑点。

2. 硫酸

检查物质：含有羟基、双键等的一般有机化合物。

喷洒剂的配制方法：15%浓硫酸的正丁醇溶液、5%浓硫酸的乙醇溶液或浓硫酸－正丁醇（1:1）溶液。

方法：在色谱板上喷洒显色剂，常温干燥15分钟后，在110℃以上加热直至出现颜色或荧光（对于不含叁键、双键、羟基等的化合物显色较困难）。

3. 重铬酸钾－硫酸

检查物质：一般有机化合物。

喷洒剂的配制方法：将5g重铬酸钾溶于100ml 40%的硫酸中。

方法：在色谱板上喷洒显色剂后，置于150℃加热直至显色，不同的化合物显示不同颜色。

4. 高锰酸钾

检查物质：含有双键和叁键的不饱和化合物。

喷洒剂的配制方法：将0.5g高锰酸钾溶于100ml蒸馏水中。

方法：在色谱板上喷洒显色剂后，会在淡红色背景上显黄色斑点。

5. 碱性高锰酸钾溶液

检查物质：含有叁键和双键的不饱和化合物。

喷洒剂的配制方法：试剂Ⅰ，将1g高锰酸钾溶于100ml水中；试剂Ⅱ，将5g碳酸钠溶于100ml水中。将试剂Ⅰ和试剂Ⅱ等量混合即可。

方法：在色谱板上喷洒显色剂后，会在淡红色背景上显黄色斑点。

6. 硝酸银-高锰酸钾试剂

检查物质：还原性的化合物。

喷洒剂的配制方法：试剂Ⅰ，0.1mol/L 的硝酸银溶液，2mol/L 的氢氧化铵溶液，2mol/L 氢氧化钠溶液的 1∶1∶2 的混合液（临用前配制）；试剂Ⅱ，将 0.5g 高锰酸钾和 1g 碳酸钠溶于 100ml 水中。

临用前将试剂Ⅰ和试剂Ⅱ等量混合即可。

方法：在色谱板上喷洒显色剂后，在蓝绿色背景上还原性物质会立即显黄色。

7. 荧光素-溴

检查物质：含有双键和叁键的不饱和化合物。

喷洒剂的配制方法：试剂Ⅰ，将 0.1g 荧光素溶于 100ml 乙醇中。试剂Ⅱ，5g 溴溶于 10ml 四氯化碳中。

方法：在色谱板上喷洒试剂Ⅰ荧光素溶液后，将其置于含有溴试剂Ⅱ溶液的色谱缸中，用荧光灯检测荧光。

荧光素与溴反应形成曙红颜料，呈鲜艳红色，无荧光，而不饱和化合物与溴形成溴加成物，保留了原来的荧光。如果点样量较大，则在红色背景呈黄色斑点。

8. 铁氰化钾-三氯化铁试剂

检查物质：具有还原性的化合物，特别是那些含有单个酚羟基又有吸电基团取代的酚类化合物（这类化合物往往与三氯化铁不显色）。

喷洒剂的配制方法：试剂Ⅰ，将 1g 铁氰化钾溶于 100ml 蒸馏水中；试剂Ⅱ，将 2g 三氯化铁溶于 100ml 蒸馏水中。临用前将试剂Ⅰ和试剂Ⅱ等量混合即可。

方法：在色谱板上喷洒显色剂后，还原性物质显蓝色。如再喷 2mol/L 盐酸溶液，则会使蓝色加深，纸色谱可用稀盐酸洗去喷洒液。

9. 2,4-二硝基苯肼

检查物质：含有羰基的化合物。

喷洒剂的配制方法：将 1g 2,4-二硝基苯肼和 10ml 浓盐酸溶于 1000ml 乙醇。

方法：在色谱板上喷洒显色剂后，含有羰基的化合物显黄色斑点。

10. 硝酸银-氢氧化铵（Tollen's-Zaffaroni）试剂

检查物质：具有还原性的化合物。

喷洒剂的配制方法：试剂Ⅰ，0.1mol/L 的硝酸银水溶液；溶液Ⅱ，5mol/L 的氢氧化铵水溶液。临用前试剂Ⅰ与试剂Ⅱ以 1∶5 混合即可（注意：混合后久放则能形成具有爆炸性的叠氮化银）。

方法：在色谱板上喷洒显色剂后，于 105℃ 加热 5~10 分钟，还原性的化合物显深黑色斑点。

11. 磷钼酸

检查物质：具有还原性的化合物、甾体、生物碱、类脂体等。

喷洒剂的配制方法：将 5g 磷钼酸溶于 100ml 乙醇中。

方法：在色谱板上喷洒显色剂后，于 120℃ 加热直至出现斑点，还原性物质显蓝色斑点，再用氨气熏，则背景变为无色。

12. 硅钨酸

检查物质：具有还原性的化合物、甾体、生物碱、类脂体等。

喷洒剂的配制方法：将20g磷钼酸溶于100ml乙醇中。

沉淀试剂的配制方法：将1g硅钨酸溶解于20ml水中，用10%盐酸调至强酸性。

方法：在色谱板上喷洒显色剂后，于120℃加热直至出现斑点，还原性物质显蓝色斑点。

13. 四唑兰试剂

检查物质：具有还原性的化合物。

喷洒剂的配制方法：试剂Ⅰ，将0.5g四唑兰溶于100ml甲醇中；试剂Ⅱ，6mol/L的氢氧化钠水溶液。临用前将试剂Ⅰ和试剂Ⅱ等量混合即可。

方法：在色谱板上喷洒显色剂后，室温或微热条件下显紫色斑点。

14. 碘－碘化钾溶液

检查物质：普通有机化合物。

喷洒剂的配制方法：先将8g碘化钾溶于100ml蒸馏水中，待全部溶解后再加1g碘，振荡溶解。

（注：将此液保存在棕色玻璃瓶内。）

方法：在色谱板上喷洒显色剂后，大多数有机化合物呈黄色斑点。

15. 碱式醋酸铅试剂

检查物质：普通有机化合物。

喷洒剂的配制方法：先将22g醋酸铅溶于蒸馏水70ml。再将14g氧化铅，置于乳钵中，加蒸馏水10ml，研磨成糊状后，倒入玻璃瓶中，乳钵用10ml蒸馏水洗涤，洗液并入瓶中。再将配制好的70ml醋酸铅溶液加入到玻璃瓶中，用力振摇5分钟，时时振摇，放置7天后过滤，并自滤器中添加适量新煮沸过的冷蒸馏水使之成100ml即得（本试剂既可做喷雾剂，也可做沉淀试剂）。

方法：在色谱板上喷洒显色剂后，大多数有机化合物均呈现颜色。

二、糖类显色剂

1. 茴香醛－硫酸试剂

检查物质：各种糖。

喷洒剂的配制方法：在50ml 1%的茴香醛乙醇溶液中加入1ml浓硫酸（需临用前配制）。

方法：在色谱板上喷洒显色剂后，在100～105℃下烘烤，各种糖可呈现不同的颜色。

2. 苯胺－二苯磷酸试剂

检查物质：各种糖。

喷洒剂的配制方法：将4g二苯胺、4ml苯胺、20ml 85%磷酸，溶于200ml丙酮中。

方法：在色谱板上喷洒显色剂后，于85℃烘烤10分钟，各种糖显不同颜色。

3. 茴香醛 - 邻苯二甲酸试剂

检查物质：各种糖。

喷洒剂的配制方法：将0.1mol/L对茴香胺乙醇溶液和0.1mol/L邻苯二甲酸乙醇溶液等量混合。

方法：在色谱板上喷洒显色剂后，于100℃烘烤10分钟，戊糖显红紫色，糠醛酸显棕色，己糖显绿色。

4. 苯胺 - 邻苯二甲酸试剂

检查物质：各种糖。

喷洒剂的配制方法：将0.93g苯胺和1.66g邻苯二甲酸，溶于100ml水饱和的正丁醇中。

方法：在色谱板上喷洒显色剂后，于105～110℃烘烤10分钟，通常五碳醛糖和2-己酮糖酸呈红色，六碳醛糖和5-己酮糖酸呈棕色。

5. α - 萘酚 - 硫酸试剂

检查物质：各种糖。

喷洒剂的配制方法：将21ml 15% α-萘酚乙醇溶液、13ml浓硫酸、87ml乙醇及8ml蒸馏水混合后即得。

方法：在色谱板上喷洒显色剂后，于100℃烘烤3～6分钟，多数糖显蓝色。

6. 1，3 - 二羟基萘 - 磷酸试剂

检查物质：各种糖。

喷洒剂的配制方法：将100ml 0.2% 1，3-二羟基萘酚乙醇溶液与10ml 85%磷酸溶液混合即得。

方法：在色谱板上喷洒显色剂后，于105℃烘烤5～10分钟，酮糖显红色，醛糖显淡蓝色。

7. 百里酚 - 硫酸试剂

检查物质：各种糖。

喷洒剂的配制方法：将0.5g百里酚、5ml浓硫酸，溶于95ml乙醇中。

方法：在色谱板上喷洒显色剂后，于120℃烘烤15～20分钟，在白色背景上大多数糖显暗红色，继续加热则变成浅紫色。

8. 双甲酮 - 磷酸试剂

检查物质：各种酮糖。

喷洒剂的配制方法：将30mg双甲酮，溶于90ml乙醇中，并慢慢加入10ml 85%磷酸。所制得的试剂放置于冷处能用几星期，但新配置的效果较好。

方法：在色谱板上喷洒显色剂后，于110℃烘烤15～20分钟，酮糖显暗绿灰色。

9. Keller - Kiliani 试剂

试剂：三氯化铁、冰醋酸、浓硫酸。

方法：取样品1mg，用冰醋酸5ml溶解，加1滴20%的三氯化铁水溶液，混匀后将试管倾斜，沿管壁缓慢加入5ml浓硫酸，观察界面和乙酸层的颜色变化。如含有α-去氧糖，乙酸层显蓝色。界面的呈色由于是浓硫酸对苷元所起的作用逐渐向下层扩散，其显色随苷元双键、羟基的位置和数目不同而异，可显红色、绿色、黄色等，但久置后因炭化作用，均转为暗色。

检查物质：α-去氧糖。

10. 3，5-二氨基苯甲酸磷酸试剂

检查物质：α-去氧糖。

喷洒剂的配制方法：将1g 3，5-二氨基苯甲酸二盐酸盐，溶于25ml 80%的磷酸中，加蒸馏水稀释至60ml。

方法：在色谱板上喷洒显色剂后，于100℃烘烤15分钟，α-去氧糖在日光下显棕色，在紫外光下显黄绿色荧光。

11. 酚-硫酸试剂

检查物质：各种糖。

喷洒剂的配制方法：将3g苯酚、5ml浓硫酸，溶于95ml乙醇。

方法：在色谱板上喷洒显色剂后，于100℃烘烤10~15分钟，糖显棕色。

12. 对硝基苯胺-过碘酸试剂

检查物质：α-去氧糖。

喷洒剂的配制方法：试剂Ⅰ，将1份饱和偏高碘酸和2份蒸馏水混合；试剂Ⅱ，将4份1%对硝基苯胺的乙醇溶液与1份盐酸混合。

方法：在色谱板上先喷洒试剂Ⅰ，放置10分钟，再喷洒试剂Ⅱ，α-去氧糖显黄色，紫外光下显强荧光；再喷洒5%氢氧化钠的乙醇溶液，颜色转为绿色，乙二醇同样也显色。

13. 2，3，5-Triphenyl-tetrazolium chloride（T.T.C.）试剂

检查物质：还原糖和其他还原性物质。

喷洒剂的配制方法：试剂Ⅰ，4％2，3，5-Triphenyl-tetrazolium chloride的甲醇溶液。试剂Ⅱ，1mol/L氢氧化钠的水溶液。临用前试剂Ⅰ和试剂Ⅱ等体积混合即得。

方法：在色谱板上喷洒显色剂后，于100℃烘烤5~10分钟，显红色斑点。

14. 斐林试剂（Fehling）

检查物质：还原糖。

显色剂的配制方法：试剂Ⅰ，将69.3g结晶硫酸铜溶于1000ml蒸馏水中；试剂Ⅱ，将349g酒石酸钾钠、100g氢氧化钠，溶于1000ml蒸馏水中。临用前试剂Ⅰ和试剂Ⅱ等体积混合即可。

方法：取样品溶液1ml，加入试剂，在沸水浴上加热数分钟，产生红色的氧化亚铜沉淀。如果反应为阴性，加酸水解后反应为阳性，则可能为苷或非还原糖。

15. α-萘酚试剂（Molish试剂）

检查物质：糖类、苷类。

显色剂的配制方法：将10g α-萘酚溶于100ml乙醇即得。

方法：取 1ml 样品的稀乙醇或水溶液，加入显色试剂数滴，再沿管壁加入少量浓硫酸，与浓硫酸的接触面产生紫红色的环（反应很灵敏，有少量滤纸纤维或中药材粉末均可为阳性反应）。

16. 氨性硝酸银试剂

检查物质：还原糖类。

显色剂的配制方法：将 0.1mol/L 硝酸银溶液和 5mol/L 氨水等量混合即得。

方法：同斐林试剂。

17. 间苯二胺试剂

检查物质：糖类。

显色剂的配制方法：0.2mol/L 间苯二胺的 70% 乙醇溶液。

方法：在色谱板上喷洒显色剂后，于 105℃ 烘烤 5 分钟，显黄色荧光斑点。

三、苯丙素类显色剂

1. 对氨基苯磺酸、重氮盐试剂（Pauly 试剂）

检查物质：芳香胺类、酚类、香豆素及能耦合的杂环类化合物。

喷洒剂的配制方法：将 4.5g 对氨基苯磺酸，加热溶于 45ml 12mol/L 的盐酸中，用水稀释至 500ml。取 10ml 稀释液用冰冷却，加 10ml 冷的 4.5% 亚硝酸钠水溶液，在 0℃ 放 15 分钟（此试剂在 0℃ 可保存 3 天），用前加等体积的 1% 碳酸钠水溶液即可。

方法：在色谱板上喷洒显色剂后，香豆素显黄、橙、红、棕、紫等颜色。

2. 重氮化对硝基苯胺试剂

检查物质：芳香胺类、酚类、香豆素及能耦合的杂环类化合物。

喷洒剂的配制方法：将 0.7g 对硝基苯胺，加热溶于 9ml 12mol/L 的盐酸中，用水稀释至 100ml，将此溶液逐渐滴加到冰冷的 5ml 1% 亚硝酸钠水溶液中，再用冰冷的水稀释到 100ml，需临用时新配。

方法：香豆素显黄、橙、红、棕、紫等颜色（试管反应显色剂）。

3. 4-氨基安替比林-铁氰化钾（Emerson 反应）试剂

检查物质：酚类化合物、香豆素。

喷洒剂的配制方法：试剂Ⅰ，2% 4-氨基安替比林的乙醇溶液；试剂Ⅱ，8% 铁氰化钾的水溶液（或用 0.9% 4-氨基安替比林的乙醇溶液和 5.4% 铁氰化钾的水溶液也可以）。

方法：在色谱板上先喷洒试剂Ⅰ，然后再喷洒试剂Ⅱ即显色，或再放入密闭缸内，缸内放 25% 氢氧化铵水溶液，即产生黄、橙、红、棕、紫等颜色。

4. 稀氢氧化钠试剂

检查物质：酚类化合物、香豆素。

喷洒剂的配制方法：将 5g 氢氧化钠溶于 100ml 甲醇中，制成 5% 氢氧化钠的甲醇溶液。

方法：在色谱板上先喷洒显色剂后，在短波长的紫外光下观察荧光，比较喷洒前和喷洒后斑点的荧光变化。

5. 异羟肟酸铁试剂

检查物质：酯和内酯类化合物。

喷洒剂的配制方法：试剂Ⅰ，将 5g 盐酸羟胺，溶于 12ml 水中，再用乙醇稀释到 50ml，置于冷处保存备用；将 10g 氢氧化钾，用很少量水溶解，再用乙醇稀释到 50ml，置于冷处保存备用；将盐酸羟胺备用液和氢氧化钾备用液以 1∶2 混合，滤去氯化钾沉淀即得（所得滤液在冰箱中放置，可保存两星期）。试剂Ⅱ，将 10g 三氯化铁（$FeCl_3 \cdot 6H_2O$），用 20ml 浓盐酸溶解，再加入 200ml 乙醚，振摇溶解，得均匀溶液，密塞储存可长期使用。

方法：在色谱板上先喷洒试剂Ⅰ，置于室温干燥后，再喷洒试剂Ⅱ，可显淡红色斑点。

6. 间硝基苯试剂（Zimmermann's）

检查物质：内酯、酯、强心苷等。

喷洒剂的配制方法：试剂Ⅰ，2% 间硝基苯的乙醇溶液；试剂Ⅱ，2.5mol/L 的氢氧化钾水溶液。

方法：在色谱板上先喷洒试剂Ⅰ，置于室温干燥后，再喷洒试剂Ⅱ，于 70～100℃ 烘烤，显紫红色斑点。

四、醌类显色剂

1. 无色亚甲蓝试剂（leucomethylene blue）

检查物质：萘醌类和苯醌类。

喷洒剂的配制方法：将 100ml 亚甲蓝溶于 100ml 乙醇中，加入 1ml 冰醋酸及 1g 锌粉，缓缓振摇直至蓝色消失即可。

方法：在色谱板上喷洒显色剂后，在白色背景上显蓝色斑点。

2. 醋酸镁

检查物质：蒽醌类、黄酮类。

喷洒剂的配制方法：将 0.5g 醋酸镁溶于 100ml 甲醇中。

方法：在色谱板上喷洒显色剂后，于 100℃ 烘烤 5～10 分钟，显红色至紫色斑点（蒽醌类化合物 A、B 环上羟基取代方式不同，呈现的颜色不同）。

3. 氢氧化钾

检查物质：蒽醌类、黄酮类、香豆素类等。

喷洒剂的配制方法：将 5g 氢氧化钾溶于 100ml 甲醇中（其他碱性试剂如饱和硼砂溶液，3% 的氢氧化钠或碳酸钠溶液，饱和碳酸锂溶液等也可使用）。

方法：在色谱板上喷洒显色剂后，在日光和紫外灯下检视斑点。

4. 牢固兰 B 试剂

检查物质：蒽醌类、黄酮类、香豆素类、能偶氮化的酚类及芳胺类等。

喷洒剂的配制方法：试剂Ⅰ，取 0.5g 牢固兰 B 盐溶于 100ml 水中。试剂Ⅱ，0.1mol/L 氢氧化钠溶液。

方法：在色谱板上先喷洒试剂Ⅱ（也可喷洒氢氧化锂、氢氧化钾等碱），再喷洒试剂

Ⅰ，此时原来显荧光的斑点在可见光下显棕、紫或绿色。也可先喷洒试剂Ⅰ，然后再喷洒试剂Ⅱ。

五、黄酮类显色剂

1. 碱试剂

检查物质：具有酚羟基的黄酮类等。

喷洒剂的配制方法：10%氢氧化钠或氢氧化钾溶液；氨水；1%或5%碳酸钠溶液等。

方法：在色谱板上喷洒显色剂后（可直接用氨水熏，不必喷洒），观察日光下和紫外灯下斑点喷洒显色剂前后的变化。

2. 三氯化铝试剂

检查物质：具有酚羟基的黄酮类等。

喷洒剂的配制方法：1%或5%三氯化铝的乙醇溶液。

方法：在色谱板上喷洒显色剂后（必要时可在红外灯下烘烤），观察日光下和紫外灯下斑点喷洒显色剂前后的变化。

3. 醋酸镁试剂

检查物质：具有酚羟基的黄酮类等。

喷洒剂的配制方法：2%醋酸镁的甲醇溶液。

方法：在色谱板上喷洒显色剂后（必要时可在红外灯下烘烤），观察日光下和紫外灯下斑点喷洒显色剂前后的变化。

4. 三氯化锑试剂

检查物质：具有酚羟基的黄酮类等。

喷洒剂的配制方法：2%三氯化锑的甲醇溶液。

方法：在色谱板上喷洒显色剂后，于100℃烘烤5分钟，观察日光下和紫外灯下斑点喷洒显色剂前后的变化。

5. 硼氢化钾试剂

检查物质：二氢黄酮类等。

喷洒剂的配制方法：试剂Ⅰ，1%~2%硼氢化钾（钠）的异丙醇溶液（必须新鲜配制）；试剂Ⅱ，浓盐酸。

方法：在色谱板上先喷洒试剂Ⅰ，5分钟后，放入具有试剂Ⅱ浓盐酸的蒸汽槽中熏。二氢黄酮类化合物显红、橙红色等。

6. Shinoda 试剂

检查物质：黄酮醇类等。

喷洒剂的配制方法：6mol/L的盐酸溶液。

方法：以含有2%锌粉的硅胶制备薄层色谱板，展开后，取出，晾干，喷洒显色剂。如果展开剂含有酸，可先喷洒锌-丙酮的混悬液，然后再喷洒盐酸溶液，黄酮醇类化合物显红紫色。

7. 罗丹明-氨试剂

检查物质：黄酮类等。

喷洒剂的配制方法：试剂Ⅰ，0.1%罗丹明B的4%盐酸溶液。试剂Ⅱ，浓氨溶液。

方法：在色谱板上先喷洒试剂Ⅰ，然后将色谱板放入具有试剂Ⅱ浓氨的蒸汽槽中熏。

8. 对氨基苯磺酸试剂

检查物质：黄酮类等。

喷洒剂的配制方法：试剂Ⅰ，取对氨基苯磺酸0.3g，加入100ml 8%的盐酸溶液溶解。试剂Ⅱ，5%亚硝酸钠的水溶液。取溶液Ⅰ 25ml，用冰冷却，加入预先冷却的试剂Ⅱ 1.5ml，混合即得。

方法：在色谱板上喷洒显色剂，即可显色。

9. 硼酸-柠檬酸试剂

检查物质：黄酮类等。

喷洒剂的配制方法：试剂Ⅰ，饱和硼酸的丙酮溶液。试剂Ⅱ，柠檬酸的丙酮溶液。

方法：在色谱板上先喷洒溶液Ⅰ，然后再喷洒溶液Ⅱ，即可显色。

10. 福林试剂（Folin-Cioalteu试剂）

检查物质：黄酮类等。

喷洒剂的配制方法：将10g钨酸钠和2.5g钼酸钠，溶于70ml蒸馏水中，再缓缓加入5ml 85%的磷酸和10ml浓盐酸。将混合液回流煮沸10小时，然后加15g硫酸锂、5ml蒸馏水及1滴溴，再回流煮沸15分钟，所得溶液冷却后移至100ml容量瓶中，用水稀释至刻度，溶液应不显绿色（储备液）。试剂Ⅰ，20%碳酸钠的水溶液。试剂Ⅱ，临用前取上述储备液1份用3份水稀释即可。

方法：在色谱板上先喷洒试剂Ⅰ，稍干后再喷洒试剂Ⅱ，即可显色。

六、有机酸类显色剂

1. 甲红指示剂

检查物质：有机酸类等。

喷洒剂的配制方法：将0.1g甲红，溶于100ml乙醇。

方法：在色谱板上喷洒显色剂后，有机酸即可显色。

2. 甲红-溴酚蓝混合指示剂

检查物质：有机酸类等。

喷洒剂的配制方法：将1g甲红和3g溴酚蓝，溶于1000ml乙醇。

方法：在色谱板上喷洒显色剂后，有机酸即可在黄色背景上显红色。如果展开剂中含有乙酸，在喷洒显色剂之前应在120℃烘烤除去。

3. 溴酚兰指示剂

检查物质：有机酸类等。

喷洒剂的配制方法：将0.04g溴酚兰，溶于100ml乙醇，并用0.1mol/L氢氧化钠溶液调至微碱性。

方法：在色谱板上喷洒显色剂后，有机酸即可显黄色。

4. 溴甲酚绿指示剂

检查物质：有机酸类等。

喷洒剂的配制方法：将0.04g溴甲酚绿，溶于100ml乙醇，并用0.1mol/L氢氧化钠溶液调至蓝色刚刚出现。

方法：在色谱板上喷洒显色剂后，有机酸即可在黄色背景上显红色。如果展开剂中含有乙酸，在喷洒显色剂之前应在120℃烘烤除去。

5. 溴甲酚紫指示剂

检查物质：有机酸类等。

喷洒剂的配制方法：将0.04g溴甲酚紫，溶于100ml 50%乙醇，并用0.1mol/L氢氧化钠溶液调至pH=10。

方法：将色谱板在120℃烘烤10分钟，冷至室温后，喷洒显色剂，在蓝色背景上显黄色斑点。

6. 溴甲酚紫－柠檬酸指示剂

检查物质：有机酸类等。

喷洒剂的配制方法：将100mg柠檬酸和25ml 0.04%的溴甲酚紫溶于100ml丙酮－水9:1的混合液。

方法：在色谱板上喷洒显色剂后，有机酸即可显色。

7. 焦棓红碱溶液

检查物质：有机酸类等。

喷洒剂的配制方法：0.1%焦棓红的水溶液与2%氢氧化钠水溶液的1:1混合液。

方法：在色谱板上喷洒显色剂后，在灰色或蓝色背景上显白色斑点。

8. 百里酚酞碱试剂

检查物质：有机酸类等。

喷洒剂的配制方法：将50mg百里酚酞，溶于100ml 2%氢氧化钠溶液中。

方法：在色谱板上喷洒显色剂后，在灰色或蓝色背景上显白色斑点。

9. 钒酸铵试剂

检查物质：有机酸类等。

喷洒剂的配制方法：将钒酸铵溶于水，制成钒酸铵的饱和水溶液。

方法：将层析色谱浸入试剂中，快速抽出，斑点出现迅速。大部分酸类产生黄色，酒石酸产生红色斑点。

10. 二氯靛酚试剂

检查物质：有机酸类等。

喷洒剂的配制方法：将0.1g 2,6－二氯靛酚，溶于100ml乙醇即得。

方法：在色谱板上喷洒显色剂后，加热片刻，在天蓝色背景上显粉红色。如果加热时间延长，则酮酸变为白色，其他羧酸不变，故可用于识别酮酸。

11. 芳香胺-还原糖试剂

检查物质：有机酸类等。

喷洒剂的配制方法：将5g芳香胺（如苯胺）和5g还原糖（如木糖），溶于50%乙醇的水溶液中。

方法：在色谱板上喷洒显色剂后，在125~130℃加热至出现棕色。

12. 碘化物淀粉试剂

检查物质：有机酸类等。

喷洒剂的配制方法：8%碘化钾溶液、2%碘酸钾溶液和1%淀粉液等量混合，用前新鲜配制。

方法：在色谱板上喷洒显色剂后，在白色或浅蓝色背景上显深蓝色。

13. 硝酸铈铵-吲哚乙醇试剂

检查物质：有机酸类等。

喷洒剂的配制方法：试剂Ⅰ，10%硝酸铈铵溶液；试剂Ⅱ，0.25%吲哚乙醇溶液。

方法：在色谱板上先喷洒试剂Ⅰ，然后再喷洒试剂Ⅱ。

14. 联苯胺-亚硝酸钠试剂

检查物质：有机酸类等。

喷洒剂的配制方法：试剂Ⅰ，将2.5g联苯胺，溶于7ml浓盐酸和500ml水中。试剂Ⅱ，10%硝酸钠溶液。临用前将3份试剂Ⅰ和2份试剂Ⅱ混合即可。

方法：在色谱板上喷洒显色剂后，在254nm荧光灯下观察荧光。

15. 氧化还原试剂

检查物质：有机酸类等。

喷洒剂的配制方法：试剂Ⅰ，0.075%溴甲酚绿和0.025%溴酚蓝的无水乙醇溶液。试剂Ⅱ，0.5%高锰酸钾和1%碳酸钠（含10个结晶水）的蒸馏水溶液。临用前取试剂Ⅰ和试剂Ⅱ按等体积混合即可。

方法：在色谱板上喷洒显色剂后，不同的有机酸在纸色谱上显不同的颜色（稳定时间为5~10分钟）。

16. 吖啶（acridine）试剂

检查物质：有机酸类等。

喷洒剂的配制方法：将5mg吖啶溶于100ml乙醇。

方法：在色谱板上喷洒显色剂后，在荧光灯下显黄色荧光。

七、酚和鞣质显色剂

1. 三氯化铁试剂

检查物质：酚类及羟肟酸等。

喷洒剂的配制方法：1%~5%三氯化铁的水溶液或乙醇溶液，并加盐酸少许。

方法：在色谱板上喷洒显色剂后，酚类呈蓝色或绿色斑点，羟肟酸呈红色斑点。

2. 氯化钠明胶试剂

检查物质：鞣质等。

显色剂的配制方法：将1g明胶，溶于50ml蒸馏水，然后再将10g氯化钠加入其中并使其溶解后，加水稀释至100ml即得。在10℃左右可保存2~3个月。

方法：试管反应。

3. 铁铵明矾试剂

检查物质：鞣质等。

显色剂的配制方法：将1g硫酸铁铵 [$FeNH_4(SO_4)_2 \cdot 12H_2O$] 结晶，溶于100ml蒸馏水即得。

方法：试管反应。

4. 香草醛-盐酸试剂

检查物质：具有间苯二酚或间苯三酚结构的化合物等。

显色剂的配制方法：将0.5g香草醛，溶于50ml盐酸即得。

方法：在色谱板上喷洒显色剂后，呈现不同程度的红色。

5. 快速蓝盐-B试剂（Fast blue salt-B）

检查物质：鞣质、酚类等。

显色剂的配制方法：试剂Ⅰ，取0.5g快速蓝盐-B，加蒸馏水100ml溶解即得（需临用前新鲜配制）；试剂Ⅱ，0.1mol/L氢氧化钠溶液。

方法：在色谱板上先喷洒试剂Ⅰ，然后再喷洒试剂Ⅱ，立即显红色斑点。

八、挥发油显色剂

1. 茴香醛-浓硫酸试剂

检查物质：萜类和挥发油等。

喷洒剂的配制方法：将1ml浓硫酸加到50ml冰醋酸中，冷却后加入0.5ml茴香醛即得（必须临用前新鲜配制）。

方法：在色谱板上喷洒显色剂后，在150℃烘烤，各成分显不同颜色。

2. 荧光素-溴试剂

检查物质：含乙烯基的化合物等。

喷洒剂的配制方法：将0.1g荧光素溶于100ml乙醇中；5g溴溶于100ml四氯化碳中。

方法：在色谱板上喷洒荧光素溶液后，将其置于含有溴溶液的色谱缸中，用荧光灯检测荧光，荧光素与溴反应形成曙红（eosin），曙红无荧光，而不饱和化合物则与溴形成溴加成物，保留了原来的荧光。如果点样量较大，则呈黄色斑点，红色背景。

3. 碘化钾-冰醋酸-淀粉试剂

检查物质：过氧化物等。

喷洒剂的配制方法：试剂Ⅰ，将10ml 4%的碘化钾溶液与40ml冰醋酸混合，再加锌粉一小勺，过滤即得。试剂Ⅱ，新配置的1%淀粉溶液。

方法：在色谱板上先喷洒试剂Ⅰ，5分钟后大量喷洒试剂Ⅱ，直喷到薄层色谱透明为止。过氧化物显蓝色斑点。

4. 对二甲氨基苯甲醛试剂（E.P. 试剂）

检查物质：奥前体（proazulene）及奥（azulene）等。

喷洒剂的配制方法：将0.25g对二甲氨基苯甲醛、50g冰醋酸、5g 85%磷酸、20ml蒸馏水，混合溶解后即得。此试剂储存于棕色瓶中能稳定数日。

方法：在色谱板上喷洒显色剂后，奥烃在室温即能形成蓝紫色斑点，奥前体在80℃加热10分钟显蓝紫色斑点。

5. 邻联二茴香胺冰醋酸试剂

检查物质：醛和酮类化合物等。

喷洒剂的配制方法：0.3%邻联二茴香胺的冰醋酸溶液。

方法：在色谱板上喷洒显色剂后，醛和酮类化合物可显不同的颜色斑点。

6. 硝酸铈试剂

检查物质：醇类化合物等。

喷洒剂的配制方法：将6g硝酸铈铵，溶于100ml 4mol/L硝酸溶液即得。

方法：在色谱板上喷洒显色剂后，醇类化合物在黄色背景上显棕色斑点。

7. 钒酸铵（钠）-8-羟基喹啉试剂

检查物质：醇类化合物等。

喷洒剂的配制方法：将1ml 1%钒酸铵（钠）水溶液和1ml 25% 8-羟基喹啉的6%乙醇溶液，溶于30ml苯，振摇，分出灰蓝色的苯溶液即得。

方法：在色谱板上喷洒显色剂后，醇类化合物在灰蓝色背景上显淡红色斑点（有时需微微加热）。

九、三萜、甾体类显色剂

1. 磷钼酸试剂

检查物质：三萜、甾体等。

喷洒剂的配制方法：25%磷钼酸的乙醇溶液。

方法：在色谱板上喷洒显色剂后，在140℃烘烤5~10分钟，显深蓝色斑点。

2. 三氯化锑试剂

检查物质：三萜、甾体等。

喷洒剂的配制方法：将25g三氯化锑，溶于75g三氯甲烷（也可用三氯甲烷或四氯化碳的饱和溶液），临用前加1/10~1/5量的氯化亚砜。

方法：在色谱板上喷洒显色剂后，在90℃烘烤10分钟，在可见光或紫外光下显不同的颜色斑点。

3. 硫酸-甲醇试剂

检查物质：三萜、甾体等。

喷洒剂的配制方法：硫酸与甲醇（1:2）混合溶液。

方法：在色谱板上喷洒显色剂后，在100℃烘烤10分钟，可显红褐色、紫色、黄色等，所显颜色与烘烤温度有关。

4. 氯磺酸试剂

检查物质：三萜、甾体等。

喷洒剂的配制方法：氯磺酸与乙酸（1:1）混合溶液。

方法：在色谱板上喷洒显色剂后，在130℃烘烤5分钟，可显天蓝紫色、粉红色、淡棕色等，在紫外光下也显不同的荧光。

5. 三氯乙酸试剂

检查物质：三萜、甾体等。

喷洒剂的配制方法：三氯乙酸与乙酸（1:2）混合溶液。

方法：在色谱板上喷洒显色剂后，在100℃烘烤20分钟，显黄色斑点。

6. 五氯化锑试剂

检查物质：三萜、甾体等。

喷洒剂的配制方法：五氯化锑与三氯甲烷或四氯化碳（1:4）混合溶液，需用前新鲜配制。

方法：在色谱板上喷洒显色剂后，在120℃烘烤至出现斑点，并在荧光灯下观察荧光。

7. 香兰醛－硫酸

检查物质：三萜、甾体、高级醇、酚类等。

喷洒剂的配制方法：将1g香兰醛溶解于100ml浓硫酸中，或将0.5g香兰醛溶解于100ml硫酸与乙醇（4:1）混合溶液中。

方法：在色谱板上喷洒显色剂后，在120℃烘烤至出现斑点，或在室温下直接观察到斑点。

8. 醋酐浓硫酸反应（Liebermann－Burchard反应）

检查物质：三萜、甾体类等。

方法：样品溶解或悬浮于0.5ml醋酐中，滴加1滴浓硫酸，呈现不同的颜色，根据最后呈现的颜色可区别甾体和三萜类。

9. 间二硝基苯试剂

检查物质：甾体类等。

显色剂的配制方法：2%间二硝基苯的乙醇溶液和14%氢氧化钾的乙醇溶液的混合溶液（需临用前新鲜配制）。

方法：在色谱板上喷洒显色剂后，置空气中干燥10分钟，显黄褐色或紫色斑点（强心苷也有类似反应）。

10. 三氯甲烷－浓硫酸反应（Salkowski反应）

检查物质：三萜、甾体类等。

方法：用1ml三氯甲烷将样品溶解，加入1ml浓硫酸，三氯甲烷层呈现红色或青色，硫酸层呈现绿色荧光。

11. 冰醋酸 – 乙酰氯反应（Tschugaeff 反应）

检查物质：三萜、甾体类等。

方法：用 1ml 冰醋酸将样品溶解，加入 5 滴乙酰氯和数粒氯化锌，稍稍加热，呈现淡红色或紫红色。

十、强心苷显色剂

1. 氯胺 T – 三氯醋酸试剂

检查物质：强心苷类等。

喷洒剂的配制方法：试剂 I，将 3g 氯胺 T，溶于 100ml 蒸馏水中（需新鲜配制）。试剂 II，将 25g 三氯醋酸，溶于 100ml 乙醇（能保存数日）。用前将试剂 I 10ml、试剂 II 40ml 混合或将试剂 II 10ml 加过氧化氢溶液 4 滴即可。

方法：在色谱板上喷洒显色剂后，在 110℃烘烤 7 分钟，在荧光灯下观察呈蓝色或黄色荧光斑点。

2. 亚硝酰铁氰化钠 – 氢氧化钠试剂（Legal 试剂）

检查物质：不饱和内酯、甲基酮、活性亚甲基等。

喷洒剂的配制方法：将 1g 亚硝酰铁氰化钠，溶于 100ml 2mol/L 氢氧化钠与乙醇的等量混合液即得。

方法：在色谱板上喷洒显色剂后，显红色或紫色斑点。

3. 3,5 – 二硝基苯甲酸试剂（Kedde 试剂）

检查物质：α,β – 不饱和内酯等。

喷洒剂的配制方法：将 1g 3,5 – 二硝基苯甲酸，溶于 50ml 甲醇溶液中，并加入 1mol/L 氢氧化钾溶液 50ml，混合即得。

方法：在色谱板上喷洒显色剂后，显紫红色斑点，几分钟后褪色。

4. 三氯乙酸试剂

检查物质：强心苷类等。

喷洒剂的配制方法：将 25g 三氯乙酸，溶于 100ml 乙醇或三氯甲烷（配制后可放置数日）。

方法：在色谱板上喷洒显色剂后，在 110℃烘烤 7~10 分钟，在荧光灯下观察呈蓝色或黄色荧光斑点。

5. 碱性三硝基苯试剂

检查物质：强心苷类等。

喷洒剂的配制方法：试剂 I，取 100mg 间三硝基苯，用 40ml 二甲基甲酰胺溶解，加浓盐酸 3~4 滴，用水稀释至 100ml（避光能长期保存）。试剂 II，取 5g 碳酸钠，用 100ml 水溶解。

方法：在色谱板上先喷洒试剂 I，然后再喷洒试剂 II，在 90~100℃烘烤 5 分钟，在浅橙色背景上显呈红色斑点。

6. 磷酸－溴试剂

检查物质：强心苷类等。

喷洒剂的配制方法：试剂Ⅰ，10%磷酸溶液。试剂Ⅱ，溴化钾饱和溶液－溴酸钾饱和溶液－25%盐酸溶液（1:1:1）混合溶液。

方法：在色谱板上喷洒试剂Ⅰ后，在125℃烘烤12分钟（色谱板太湿时，可适当延长烘烤时间），然后在荧光灯下观察斑点；再次将色谱板烤热，趁热喷洒试剂Ⅱ，再在荧光灯下观察斑点。

7. Keller – Kiliani 试剂

检查物质：α-去氧糖。

试剂：三氯化铁、冰醋酸、浓硫酸。

方法：取样品1mg，用冰醋酸5ml溶解，加20%的三氯化铁水溶液1滴，混匀后倾斜试管，沿管壁缓慢加入浓硫酸5ml，观察界面和乙酸层的颜色变化。如有α-去氧糖，乙酸层显蓝色。界面的呈色由于是浓硫酸对苷元所起的作用逐渐向下层扩散，其显色随苷元羟基、双键的位置和数目不同而异，可显红色、绿色、黄色等，但久置后因炭化作用，均转为暗色。

8. 3，5－二氨基苯甲酸磷酸试剂

检查物质：α-去氧糖。

喷洒剂的配制方法：取3,5-二氨基苯甲酸二盐酸盐1g，溶于25ml 80%的磷酸中，加水稀释至60ml。

方法：在色谱板上喷洒显色剂后，于100℃烘烤15分钟，α-去氧糖在日光下显棕色，在紫外光下显黄绿色荧光。

十一、生物碱显色剂

1. 改良碘化铋钾试剂（dragendorff 试剂）

检查物质：生物碱类、内酯化合物、生物胺类等。

喷洒剂的配制方法：试剂Ⅰ，将0.85g次硝酸铋，溶于10ml冰醋酸和40ml蒸馏水，混合溶解即得。试剂Ⅱ，将8g碘化钾，溶于20ml蒸馏水即得。储存液取试剂Ⅰ和试剂Ⅱ等量混合即得（置棕色瓶中可长期保存）。显色剂取储存液1ml，加入2ml冰醋酸和10ml蒸馏水，混合即得（需临用前配制）。

方法：在色谱板上喷洒显色剂后，生物碱和某些含氮化合物显橙色斑点。

2. 碘化铂钾（碘铂酸）试剂

检查物质：生物碱类。

喷洒剂的配制方法：将3ml 10%六氯铂酸与97ml蒸馏水混合，加入100ml 6%碘化钾溶液，混合均匀即得（需临用前配制）。

方法：在色谱板上喷洒显色剂后，不同的生物碱显不同的颜色。

3. 碘－碘化钾试剂（Wagner 试剂）

检查物质：生物碱类。

喷洒剂的配制方法：将 1g 碘和 10g 碘化钾，加热溶于 50ml 蒸馏水，并加入 2ml 冰醋酸，用蒸馏水稀释至 100ml。

方法：在色谱板上喷洒显色剂后，生物碱显棕色斑点。

4. 改良碘化铋钾－碘－碘化钾试剂

检查物质：生物碱类。

喷洒剂的配制方法：改良碘化铋钾试剂与碘－碘化钾试剂 1∶1 的混合溶液。

方法：在色谱板上喷洒显色剂后，生物碱和某些含氮化合物显不同颜色的斑点。

5. 硫酸铈－硫酸试剂（改良 Sonnensclein 试剂）

检查物质：生物碱及含碘类化合物。

喷洒剂的配制方法：将 0.1g 硫酸铈，混悬于 4ml 蒸馏水中，并加入 1g 三氯乙酸，加热至沸，逐渐加入浓硫酸至溶液澄清。

方法：在色谱板上喷洒显色剂后，于 110℃ 烘烤数分钟至斑点出现，不同的生物碱显不同颜色的斑点。

6. 碘化汞钾试剂（Mayer 试剂）

检查物质：生物碱类、内酯化合物、生物胺类等。

喷洒剂的配制方法：将 13.55g 氯化汞和 49.8g 碘化钾，分别溶于 20ml 蒸馏水，等体积混合后，用蒸馏水稀释至 1000ml。取上述溶液 10ml，加 1ml 17% 的盐酸混合即得。

方法：在色谱板上喷洒显色剂后，在日光和荧光灯下观察斑点。

7. 钒酸钠－浓硫酸试剂（Mandelin 试剂）

检查物质：生物碱。

喷洒剂的配制方法：将 1g 钒酸钠，溶于 100ml 浓硫酸即得。

方法：在色谱板上喷洒显色剂后，与多种生物碱能显不同的颜色斑点。

8. 硅钨酸试剂（Bertrand 试剂）

检查物质：生物碱。

沉淀试剂的配制方法：将 5g 硅钨酸，溶于 100ml 蒸馏水，用 10% 盐酸调成酸性即得。

方法：试液与试剂相遇，即产生灰白色或浅黄色沉淀。

9. 对二甲氨基苯甲醛试剂

检查物质：吡咯啶类生物碱。

显色剂的配制方法：将 1g 对二甲氨基苯甲醛，溶于 70ml 无水乙醇，并加入 30ml 二甘醇乙醚和 1.5ml 盐酸，混合均匀即得。

方法：在色谱板上喷洒显色剂后，在浅黄色或近乎无色的背景上显蓝色斑点。

10. 1－氯－2,4－二硝基苯试剂

检查物质：毒芹类生物碱。

显色剂的配制方法：将 0.5g 1－氯－2,4－二硝基苯，溶于 100ml 乙醇溶液即得。

方法：在色谱板上喷洒显色剂后，在黄色背景上显蓝色斑点。

11. 溴麝香草酚兰试剂

检查物质：毒芹类生物碱。

显色剂的配制方法：将0.04g溴麝香草酚兰，溶于100ml 0.01mol/L氢氧化钠溶液即得。

方法：在色谱板上喷洒显色剂后，在黄色背景上显蓝色斑点。

12. 亚硝酰铁氰化钠试剂

检查物质：γ-去氢毒芹碱。

显色剂的配制方法：试剂Ⅰ，1%亚硝酰铁氰化钠溶液。试剂Ⅱ，10%氢氧化钠溶液。将0.04g溴麝香草酚兰，溶于100ml 0.01mol/L的氢氧化钠溶液即得。

方法：在色谱板上先喷洒试剂Ⅰ，然后再喷洒试剂Ⅱ，γ-去氢毒芹碱显红色斑点。

13. 氰化溴-对氨基苯甲酸试剂

检查物质：至少含有一个α位游离的吡啶环的化合物。

显色剂的配制方法：试剂Ⅰ，将2g对氨基苯甲酸，溶于75ml 0.75mol/L的盐酸，溶解后加入乙醇稀释至100ml。试剂Ⅱ，将饱和溴水溶液置于冰浴中，加入10%氰化钠溶液，直到饱和溴水溶液无色为止（剧毒）。

方法：将色谱板放在盛有试剂Ⅱ的密闭槽（试剂Ⅱ可放在一个小烧杯中）中1小时，然后喷洒试剂Ⅰ。

14. 联苯胺-氰化溴试剂

检查物质：烟碱类生物碱。

显色剂的配制方法：试剂Ⅰ，将1g联苯胺，溶于100ml乙醇即得。试剂Ⅱ，将饱和溴水溶液置于冰浴中，加入10%氰化钠溶液，直到饱和溴水溶液无色为止（剧毒）。

方法：在色谱板上先喷洒试剂Ⅰ，然后再将色谱板放在盛有试剂Ⅱ的密闭槽（试剂Ⅱ可放在一个小烧杯中）中熏，烟碱类生物碱显红色-紫红色斑点。

15. 硫酸-钼酸试剂

检查物质：阿片类生物碱。

显色剂的配制方法：将1g钼酸钠或钼酸铵，溶于100ml浓硫酸即得。

方法：在色谱板上喷洒显色剂。

16. 硫酸-硒酸试剂

检查物质：阿片类生物碱。

显色剂的配制方法：将0.5g硒酸，溶于100ml浓硫酸即得。

方法：在色谱板上喷洒显色剂。

17. 钒酸铵-硫酸试剂

检查物质：阿片类生物碱。

显色剂的配制方法：将1g钒酸铵，溶于100ml浓硫酸即得。

方法：在色谱板上喷洒显色剂。

18. 硫酸 – 甲醛试剂

检查物质：阿片类生物碱。

显色剂的配制方法：1ml 浓硫酸中含 30% 甲醛溶液 1 滴。

方法：在色谱板上喷洒显色剂。

19. 铁氰化钾 – 三氯化铁

检查物质：阿片类生物碱。

显色剂的配制方法：试剂Ⅰ，1% 铁氰化钾溶液；试剂Ⅱ，2% 的三氯化铁溶液。用前将试剂Ⅰ和试剂Ⅱ等量混合即得。

方法：在色谱板上喷洒显色剂，吗啡显蓝色斑点。

20. Ehrlich 试剂

检查物质：吲哚类生物碱。

显色剂的配制方法：将 1g 对二甲氨基苯甲醛溶于 100ml 乙醇即得。

方法：在色谱板上喷洒显色剂，呈现不同的颜色（有时需要加热）。

21. 过氯酸试剂

检查物质：吲哚类生物碱。

显色剂的配制方法：0.2mol/L 三氯化铁的 35% 过氯酸溶液。

方法：在色谱板上喷洒显色剂，在日光和荧光灯下观察斑点。

22. 硫酸铈铵试剂

检查物质：长春花生物碱类。

显色剂的配制方法：将 1g 硫酸铈铵，溶于 100ml 85% 磷酸溶液，与水等量混合均匀即得。

方法：在色谱板上喷洒显色剂，长春花生物碱显不同颜色。

23. 酸性碘 – 碘化钾试剂

检查物质：黄嘌呤生物碱类。

显色剂的配制方法：分别将 2g 碘和 2g 碘化钾，溶于 50ml 乙醇（需温热），加入 50ml 25% 盐酸溶液，混合均匀即得。

方法：在色谱板上喷洒显色剂，咖啡因显棕色，茶碱显红紫色，可可豆碱显蓝紫色。

24. 三氯化铁 – 碘试剂

检查物质：黄嘌呤生物碱类。

显色剂的配制方法：分别将 2g 碘和 5g 三氯化铁，溶于 50ml 丙酮和 50ml 20% 酒石酸的混合溶液。

方法：在色谱板上喷洒显色剂后，生物碱显不同的颜色。

25. 氯胺 T 试剂

检查物质：黄嘌呤生物碱类。

显色剂的配制方法：试剂Ⅰ，10% 氯胺 T 溶液。试剂Ⅱ，1mol/L 盐酸溶液。

方法：在色谱板上先喷洒试剂Ⅰ，干后再喷洒试剂Ⅱ，在 96~98℃烘烤，除去氯，色谱板用氢氧化铵蒸气熏，然后再加热，咖啡因显粉红色。

26. 克拉克试剂（Clar 试剂）

检查物质：甾体生物碱类。

显色剂的配制方法：1% 多聚甲醛的 80% 磷酸溶液。

方法：在色谱板上喷洒显色剂后，显不同颜色的斑点。

27. 对茴香醛试剂

检查物质：甾体生物碱类。

显色剂的配制方法：含有 2% 硫酸的 1% 对茴香醛溶液。

方法：在色谱板上喷洒显色剂后，显不同颜色的斑点。

28. 茚三酮试剂

检查物质：麻黄生物碱类。

显色剂的配制方法：将 0.2g 茚三酮，溶于 5ml 醋酸和 95ml 正丁醇的混合溶液。

方法：在色谱板上喷洒显色剂后，在 105℃烘烤 15~20 分钟，显不同颜色的斑点。

29. 对硝基苯胺试剂

检查物质：麻黄生物碱类。

显色剂的配制方法：试剂Ⅰ：溶液Ⅰ将 0.7g 对硝基苯胺，溶于 15ml 盐酸，用蒸馏水稀释至 100ml。溶液Ⅱ 0.5% 亚硝酸钠溶液。临用前取溶液Ⅰ和溶液Ⅱ等量混合均匀即得。试剂Ⅱ：1% 对硝基苯胺偶氮氟硼酸盐溶液。

方法：在色谱板上喷洒上述任何一种显色剂后，再喷洒 2mol/L 氢氧化钠溶液，显不同颜色的斑点。

30. 2，4 - 二硝基氯苯试剂

检查物质：麻黄生物碱类。

显色剂的配制方法：将 1g 2，4 - 二硝基氯苯，溶于 80ml 乙醇溶液，再加入 20ml 1% 醋酸钠溶液，混合均匀即得。

方法：在色谱板上喷洒显色剂后，在 110℃烘烤 30~60 分钟，显不同颜色的斑点。

31. 吩噻嗪 - 溴试剂

检查物质：麻黄生物碱类。

显色剂的配制方法：试剂Ⅰ，0.1% 的吩噻嗪甲醇溶液。试剂Ⅱ，2% 溴的甲醇溶液。取 10ml 试剂Ⅰ和 8ml 试剂Ⅱ混合均匀即得。

方法：在色谱板上先喷洒 1% 醋酸钠溶液，晾干后，再喷洒显色剂，显不同颜色的斑点。

32. 对苯醌试剂

检查物质：麻黄生物碱类。

显色剂的配制方法：将 0.2g 对苯醌，溶于 15ml 乙醇，再加入 5ml 1% 醋酸钠溶液，混合均匀即得。

方法：在色谱板上喷洒显色剂后，显不同颜色的斑点。

33. 醌-氢醌试剂

检查物质：麻黄生物碱类。

显色剂的配制方法：分别取 0.1g 对苯醌和氢醌，用 10ml 正丁醇溶解即得。

方法：在色谱板上喷洒显色剂后，显不同颜色的斑点。

34. 氯醌试剂

检查物质：麻黄生物碱类。

显色剂的配制方法：试剂Ⅰ：将 1g 氯醌溶于 10ml 二氧六环溶解即得。试剂Ⅱ：将 0.8g 氯醌溶于 100ml 表氯醇即得。

方法：在色谱板上喷洒试剂Ⅰ，在室温即可显出斑点；在色谱板上喷洒试剂Ⅱ，则需在 110℃烘烤才能显色。

35. 氯-联苯胺试剂

检查物质：麻黄生物碱类。

显色剂的配制方法：试剂Ⅰ：1% 的碘化钾溶液。试剂Ⅱ：取 1g 联苯胺，用 250ml 2% 的醋酸溶液溶解。分别取试剂Ⅰ 7.5ml、试剂Ⅱ 17.5ml 混合均匀即得。

氯气的产生方法：4% 高锰酸钾溶液和 10% 盐酸溶液在密闭玻璃容器中等量混合即得。

方法：色谱板用氯气熏 3 分钟，然后用热风吹 5 分钟，除去多余的氯气，再喷洒显色剂。

36. 三氯化锑试剂

检查物质：秋水仙生物碱类。

显色剂的配制方法：将 25g 三氯化锑溶于 75g 三氯甲烷，制成饱和溶液。

方法：在色谱板上喷洒显色剂，显不同颜色的斑点。

十二、氨基酸显色剂

1. 茚三酮试剂

检查物质：氨基酸、氨及氨基糖。

显色剂的配制方法：试剂Ⅰ，将 0.3g 茚三酮溶于 100ml 正丁醇，加入 3ml 冰醋酸，混合均匀即得。试剂Ⅱ，将 0.2g 茚三酮溶于 100ml 乙醇即得。试剂Ⅲ，分别取 1ml 饱和硝酸铜溶液、0.2ml 10% 硝酸银溶液、100ml 乙醇，混合均匀即得。

方法：在色谱板上喷洒试剂Ⅰ或试剂Ⅱ，然后在 110℃加热直至斑点显色。为了增加茚三酮试剂显色的稳定性，可继续喷洒试剂Ⅲ，斑点由蓝紫色转变为红色（伯胺也显阳性反应）。

2. 吲哚醌试剂

检查物质：氨基酸。

显色剂的配制方法：将 1g 吲哚醌溶于 100ml 乙醇，加入 10ml 冰醋酸，混合均匀即得。

方法：在色谱板上喷洒显色剂，显不同颜色斑点。

3. 茚三酮 – 硝酸铜试剂（Moffatt – Lytle 反应）

检查物质：氨基酸、氨及氨基糖。

显色剂的配制方法：试剂 I，将 0.2g 茚三酮溶于 100ml 乙醇即得。试剂 II，分别取 1ml 饱和硝酸铜溶液、0.2ml 10% 硝酸银溶液、100ml 乙醇，混合均匀即得。试剂 I 与试剂 II 等量混合即得。

方法：在色谱板上喷洒显色剂，然后在 110℃ 加热直至斑点刚刚显色，颜色在日光中逐渐加深，不同的氨基酸其显色的速度不同，许多氨基酸可出现特殊的颜色。

4. 1，2 – 萘醌 – 4 – 磺酸试剂（Folin 试剂）

检查物质：氨基酸。

显色剂的配制方法：将 0.02g 1，2 – 萘醌 – 4 – 磺酸钠溶于 100ml 5% 碳酸钠溶液溶解即得（需新鲜配制）。

方法：在色谱板上喷洒显色剂，室温干燥，不同的氨基酸产生不同颜色的斑点。

5. 氯气 – 联甲苯胺试剂

检查物质：氨基酸。

显色剂的配制方法：将 0.16g 邻联甲苯胺溶于 30ml 醋酸，用 500ml 蒸馏水稀释，然后加入 1g 碘化钾，溶解即得。

氯气的产生方法：1.5% 高锰酸钾溶液和 10% 盐酸溶液在密闭玻璃容器中等量混合即得。

方法：色谱板用氯气熏（如果氯气是从气筒中直接获得，需熏 5～10 分钟；如果氯气是用高锰酸钾和盐酸反应获得，则需熏 5～20 分钟），然后用热风吹 5 分钟，除去多余的氯气，再喷洒显色剂。

6. 8 – 羟基喹啉 – 次溴酸钠试剂（Sakaguchi 试剂）

检查物质：精氨酸。

显色剂的配制方法：试剂 I，0.1% 8 – 羟基喹啉的丙酮溶液。试剂 II，取溴 0.2ml，用 100ml 0.5mol/L 氢氧化钠溶液溶解即得。

方法：在色谱板上先喷洒试剂 I，室温干燥后再喷洒试剂 II，精氨酸显橙至红色斑点。

7. 亚硝酰氰化钠试剂

检查物质：分子中含 –SH 基的半胱氨酸，含 S–S 键的胱氨酸及精氨酸。

显色剂的配制方法：试剂 I，将 1.5g 亚硝酰铁氰化钠溶于 5ml 2mol/L 的盐酸溶液，加入 95ml 甲醇、10ml 25% 的氢氧化钠溶液，混合均匀，过滤即得。试剂 II，将 2g 氰化钠（剧毒）溶于 5ml 蒸馏水溶解，用甲醇稀释至 100ml。

方法：在色谱板上喷洒试剂 I，含 –SH 基的氨基酸显红色斑点，精氨酸转为橙色并最后呈灰蓝色斑点。在色谱板上喷洒试剂 I、试剂 II 后，含 S–S 键的氨基酸在黄色背景上显红色。

8. 重氮化碘试剂

检查物质：含硫的氨基酸。

显色剂的配制方法：将3g重氮化钠溶于100ml 0.1mol/L的碘溶液即得（需用前新鲜配制）。

方法：在色谱板上喷洒显色剂，含硫的氨基酸呈现不同颜色的斑点。

9. 2，3，5 – 三苯基 – H – 四唑化氯试剂（TTC试剂）

检查物质：氨基酸。

显色剂的配制方法：试剂Ⅰ：4%的2，3，5 – 三苯基 – H – 四唑化氯的甲醇溶液。试剂Ⅱ：1mol/L的氢氧化钠溶液。临用前将试剂Ⅰ和试剂Ⅱ等量混合即得。

方法：在色谱板上喷洒显色剂，在100℃烘烤5~10分钟，显红色斑点。

10. 重氮化对氨基苯磺酸试剂（Pauly）

检查物质：含有酚羟基、芳香胺基的氨基酸。

显色剂的配制方法：将4.5g对氨基苯磺酸加热溶于45ml 12mol/L的盐酸溶液，溶解后用蒸馏水稀释至500ml。取稀释液10ml，在冰浴中冷却后加入冷却的10ml 4.5%的亚硝酸钠溶液，于0℃放置15分钟（此试剂在低温时可稳定1~3天），临用前加等体积的10%碳酸钠水溶液混合均匀即得。

方法：在色谱板上喷洒显色剂，显红色斑点。

11. 高碘酸钠 – Nesslers试剂

检查物质：含有羟基的丝氨酸、苏氨酸。

显色剂的配制方法：试剂Ⅰ：1%高碘酸钠水溶液。试剂Ⅱ（Nessles试剂）：将10g碘化汞与少量水调成糊状，加入5g碘化钾，然后将100ml 20%的氢氧化钠水溶液加到上述混合物中，用水调至100ml，糊状物立即成为溶液，将此溶液放置数天，使之沉淀，倾出溶液即得。

方法：在色谱板上先喷洒试剂Ⅰ，室温干燥后，再喷洒试剂Ⅱ，显不同颜色的斑点。

12. 双缩脲反应

检查物质：蛋白质、肽。

显色剂的配制方法：1%硫酸铜溶液和40%氢氧化钠水溶液的等量混合溶液。

方法：取样品溶液1ml，加入试剂，振摇，冷时显紫红色。

13. 酸性蒽醌紫试剂（Solway purple）

检查物质：蛋白质。

显色剂的配制方法：将0.05g酸性蒽醌紫溶于100ml蒸馏水，加入0.5ml硫酸混合均匀即得。

方法：取样品溶液1ml，加入试剂，振摇，显紫色。

附录五 天然药物中各类化学成分的检识方法

一、挥发油和油脂

1. 油斑试验 将试液滴于滤纸上,能自然挥发或加热后挥发者可能为挥发油。如果出现持久性的透明斑点,可能为油脂。

2. 香草醛浓盐酸试验 将试液滴于滤纸上,喷洒试剂如显紫、蓝、黄、红色可能含挥发油(对某些酚类、萜类、甾体等皆可显色)。

二、蒽醌类

1. 碱液试验 取试液 1ml 加 1% 氢氧化钠溶液 1ml,即呈红-红紫色,亦有呈蓝色者,表示可能有羟基蒽醌。

2. 醋酸镁试验 取试液 0.5ml,加入试剂 2~3 滴,若有羟基蒽醌类,则会出现橙、蓝、紫色等。颜色随羟基数目、位置而定。

三、香豆素

1. 荧光试验 羟基香豆素类的极稀水溶液发生蓝色荧光,加氨后呈黄色荧光。

2. 异羟肟酸铁反应 取 1mol/L 盐酸羟胺甲醇液 0.5ml,置于小试管中,加试液数滴,加 2mol/L 氢氧化钾甲醇液使溶液呈碱性,在水浴上煮沸 2 分钟,冷却后滴加 5% 盐酸使溶液呈酸性,加 1% $FeCl_3$ 溶液 1~2 滴,若出现紫红色,表明有香豆素或其酯类化合物。

3. 取试品的乙醇液 2ml,加 1% 氢氧化钠溶液 1ml,于沸水浴上加热 10 分钟(若有沉淀过滤除去),于澄明液中加 2% 盐酸液酸化后,溶液变浑浊,为内酯、香豆素类反应。

[注] 可同时取醇浸液 2ml,不加试剂对照观察。

四、黄酮类

1. 盐酸镁粉反应 试品的乙醇溶液,加入浓盐酸 5 滴及少量镁粉,在沸水浴上加热 1~2 分钟,如呈现红色,表明含有游离黄酮类化合物,如不加镁粉只加浓盐酸即显红色者,可能为花青素。

[注] 多数黄酮醇、二氢黄酮、二氢黄酮醇显橙-紫红色,黄酮苷及黄酮醇苷反应不明显,查耳酮、橙酮及儿茶素类无反应。

2. 铝盐络合反应 取试样甲醇液 0.5ml,滴加 1% $AlCl_3$ 甲醇溶液,呈深黄色,放置后出现黄色荧光者为 3-OH 黄酮、5-OH 黄酮或邻二羟基黄酮类,而 4'-羟基黄酮醇和 7,4'-二羟基黄酮醇显示天蓝色荧光。

3. 氨熏试验 将滴有试液的滤纸，加上一滴氨水，立即置紫外灯下观察，有极明显的黄色荧光斑点。

五、糖、低聚糖和苷类

1. Molish 反应 取供试液 1ml 加 10% α-萘酚 1~2 滴，振摇，倾斜试管，沿管壁加入浓硫酸 1ml 界面出现紫红色环，表示含糖或苷类。

2. 斐林反应 取试品水溶液 1~2ml，加入碱性酒石酸铜试剂 1ml，沸水浴上加热 2~3 分钟，产生棕红或砖红色沉淀（氧化亚铜），表示含还原糖。

试液与 10% 硫酸煮沸 5~10 分钟，冷后以氢氧化钠液中和，再加斐林试剂 1ml 沸水浴加热 2~3 分钟，产生的沉淀比水解前多，表示含多糖和苷。

六、甾体、三萜皂苷

1. 皂苷泡沫试验 取试品的中性或弱碱性热水溶液 2ml，用力振摇 1 分钟，如产生多量泡沫，放置 10 分钟后泡沫没有显著消失即表明含有皂苷成分。

另取两支试管，各加试品热水溶液 1ml，一管内加 5% 氢氧化钠溶液 2ml，另一管加入 5% 盐酸溶液 2ml，将两试管用力振摇一分钟观察两管出现泡沫情况，如两管的泡沫高度相似，表明为三萜皂苷，如含碱液管比含酸液管的泡沫高达数倍，表明有甾体皂苷。

2. 浓硫酸-醋酐反应

取试品少许置白瓷板上，加入醋酐 2~3 滴，沿白瓷板加入一微滴（用毛细管加入）浓硫酸，交界面出现红色，渐变为紫-蓝-绿色等，最后褪色（三萜皂苷最后变蓝褪色，甾体皂苷最后变绿褪色）。

3. 三氯甲烷-浓硫酸试验

将 2ml 试品的三氯甲烷液，置于试管中，沿管壁滴加浓硫酸 2ml，三氯甲烷层出现红色，硫酸层有绿色荧光。（如试品不是三氯甲烷溶液，则需将其蒸干，再加 2ml 三氯甲烷溶解）。

［注］如泡沫反应明显，浓硫酸醋酐反应红色不明显，可取苷的水解液置分液漏斗中，加等量乙醚振摇提取，分出乙醚液，加无水硫酸钠少量脱水，挥去乙醚，再做浓硫酸醋酐反应。

七、有机酸

1. pH 试纸检查（pH=3 以下可能含有机酸）。
2. 取试液少许加 5% $AgNO_3$ 试剂，出现白色沉淀（在毛细管中做）。
3. 溴酚兰试验：将试液滴于滤纸上，喷洒 0.1% 溴酚兰的乙醇液立即在蓝色背景上显黄色斑色。

八、酚类与鞣质

1. 三氯化铁试验 取中性或酸性液 3 滴，置试管中，加 1% $FeCl_3$ 溶液 1 滴，出现蓝、绿、紫色，表明可能含有酚类或鞣质（必要时可加热）。

2. 明胶沉淀试验　取供试品水溶液，过滤，加入明胶试液 1～2 滴，出现浑浊或白色沉淀可能有鞣质。

3. 取试液 1ml，加 0.1% 盐酸小檗碱溶液 2～3 滴，如变浑浊或有沉淀表明可能有鞣质。

4. 于滤纸上滴加试液，用三氯化铁 – 铁氰化钾试剂喷洒，有明显蓝色，表明有酚类存在。

九、生物碱

1. 试品酸性水溶液加碘化铋钾试剂产生棕色沉淀或浑浊为阳性反应。
2. 试品酸性水溶液，加碘 – 碘化钾试剂产生橙红色沉淀或浑浊为阳性反应。
3. 试品中性水溶液与苦味酸试剂作用产生黄色沉淀或浑浊为阳性反应。
4. 试品酸性水溶液加磷钨酸试剂产生白色沉淀或浑浊为阳性反应。

十、强心苷

1. 亚硝酰铁氰化钠反应　将试品溶于 2～3 滴吡啶中，加入 0.3% 亚硝酰铁氰化钠溶液 1～2 滴，再滴加 10% 氢氧化钠溶液呈红色，渐渐消退。

2. 3,5 – 二硝基苯甲酸试验　将试品少许加乙醇数滴溶解，加入 Kedde 试剂，呈紫色。

[注]：1、2 为五元不饱和内酯环反应。

3. 三氯化铁 – 冰醋酸反应　取试液 1ml 加 0.5% $FeCl_3$，醋酸溶液 1ml，沿管壁滴加硫酸 1ml，两液面间出现棕色环（或其他颜色），冰醋酸层呈绿色→蓝色（α – 去氧糖反应，杂质多时不明显，最好分离纯化后再做）。

十一、蛋白质、多肽及氨基酸

1. 双缩脲（Biuret）试验　取试样 0.5ml，加入 1% 氢氧化钠溶液 1～2 滴，滴加 0.5% $CuSO_4$ 试液 2 滴，摇匀，出现紫色或红紫色表明含多肽或蛋白质。

2. 茚三酮（Ninhydrin）试验　取试液 0.5ml，加入试剂 1～2 滴摇匀，在沸水浴上加热数分钟，应出现蓝色、紫色或红紫色，或将试液滴于滤纸上，烤干，喷洒试剂，再于 100℃ 加热 2～5 分钟呈色亦可。